Kohlhammer

Laura Diedrich
Sebastian Fischer
Kai-M. Kleinlercher
Wulf Rössler

Gesundheit im Unternehmen

Psychosoziale Ressourcen erhalten, Potenziale entwickeln

Verlag W. Kohlhammer

1. Auflage 2015

Alle Rechte vorbehalten
© W. Kohlhammer GmbH Stuttgart
Gesamtherstellung: W. Kohlhammer GmbH, Stuttgart

Print:
ISBN 978-3-17-026088-7

E-Book-Formate:
pdf: ISBN 978-3-17-026089-4
epub: ISBN 978-3-17-026090-0
mobi: ISBN 978-3-17-026091-7

Vorwort

Arbeit ist ein zentrales Element unseres Lebens. Die Tatsache, dass wir mittels Arbeit unseren Lebensunterhalt sicherstellen, ist ein notwendiges aber bei weitem nicht hinreichendes Argument, warum Arbeit für uns so wichtig ist. Natürlich ist für die meisten Menschen Arbeit erst einmal unerlässlich zur Existenzsicherung. Darüber hinaus haben wir aber viele zusätzliche Erwartungen an unsere Arbeitstätigkeit und Hoffnungen, was wir daraus gewinnen können und wollen.

Über die Arbeitstätigkeit bilden wir unsere Identität und definieren unseren sozialen Status. So bestimmt die Arbeit wesentliche Teile unseres Selbstwertes. Aber die Arbeitstätigkeit ist natürlich ein herausfordernder Prozess der Auseinandersetzung mit unserer Umwelt. Wir schätzen es, wenn wir aktiv sind und uns als Handelnde erleben. Wir suchen Problemlösungen und freuen uns, wenn wir Lösungen in der Sache finden. Die Anforderungen, damit dieser Prozess gelingt, sind deutlich gestiegen. Der Kompetenzerwerb in einer kompetitiven Wissensgesellschaft ist ein lebenslanger Prozess geworden. Man hat nicht mehr einfach eine bestimmte Position, sondern man muss sich stets auf das Neue beweisen – eine Hürde, an der nicht wenige scheitern. Hinzu kommen in einer Dienstleistungsgesellschaft ständig steigende Erwartungen an die kommunikative Kompetenz der Mitarbeiter. Hierarchien sind nicht mehr einfach gegeben, sondern müssen kommunikativ erarbeitet und gerechtfertigt werden.

Neben der Qualität der Kommunikation hat sich auch die Quantität der beruflichen Kommunikation deutlich verändert. Die heutige Kommunikationstechnologie hat zu einer zeitlichen und räumlichen Verfügbarkeit geführt, die man vor wenigen Jahren wohl kaum für möglich gehalten hätte. Und zuletzt hat die neue Kommunikationstechnologie die Entscheidungsprozesse enorm beschleunigt mit der Folge, dass Anspannung und Stress bei der Arbeit und Entspannung in der Freizeit keinem natürlichen Zyklus mehr unterliegen.

In der Bilanz überwiegen inzwischen für nicht wenige Arbeitnehmer die negativen gegenüber den positiven Aspekten ihrer Arbeitstätigkeit. Die in den Medien so mit Hingabe geführte Diskussion über die Burnoutrisiken kommt nicht von ungefähr, sondern spiegelt das aktuelle Lebensgefühl vieler Menschen wider. Die »Diagnose« Burnout hat darüber hinaus für viele Arbeitnehmer den Vorteil, die Ursachen ihrer psychischen Belastung in ihrer Arbeitsumgebung lokalisieren zu können anstelle stigmatisierender psychiatrischer Diagnosen, denen in der Allgemeinbevölkerung bis heute das Konzept einer Charakterschwäche unterlegt ist.

Die gestiegenen Arbeitsanforderungen sind auch nicht ohne Auswirkungen auf das Gesundheitswesen geblieben. In der letzten Dekade hat die Zahl der Krankschreibungen wegen psychischer Erkrankungen überproportional zugenommen –

hauptsächlich wegen Depressionen. Wie viele Erschöpfungszustände sich genau dahinter verbergen, wissen wir nicht.

In der Folge hat auch die Zahl der Frühberentungen wegen psychischer Erkrankungen entsprechend zugenommen. Psychische Erkrankungen sind inzwischen der häufigste Grund für Frühberentungen.

Die heutige Arbeitswelt verlagert nahezu alle psychosozialen Risiken auf das Individuum. Während die Arbeitsmedizin einen Kanon an physikalischen Umweltrisiken definiert hat, gibt es etwas Vergleichbares für psychosoziale Risiken so gut wie nicht. Ein erster Schritt hierfür könnte die gesetzlich notwendig gewordene psychosoziale Risikobeurteilung in Betrieben sein.

Unternehmer sollten dies nicht einseitig als eine weitere lästige gesetzliche Verpflichtung betrachten. Stressoren im Betrieb sind nicht einfach Tatsachen, die willensstarke Mitarbeiter in Kauf zu nehmen und ggf. selbst zu bewältigen haben, sondern auch Teil der Betriebs- und Führungskultur eines Unternehmens. Einige dieser organisationsrelevanten Konzepte wie Fairness, Feedback, Wertschätzung oder psychologische Sicherheit werden in diesem Buch erläutert. Mit einem Fokus auf den Arbeitsplatz werden weitere wichtige Elemente einer gesundheitsförderlichen Umgebung diskutiert, wie Umgang mit Rollenkonflikten, auch mit Rollenkonflikten zwischen Arbeit und Beruf oder Umgang mit besonders fordernden Arbeitsaufträgen. Sie sollten Teil einer gelungenen Führungskultur eines Betriebs werden und zwar nicht aus einer diffusen humanistischen Orientierung heraus, sondern, weil diese Maßnahmen der Leistungssteigerung ihrer Mitarbeiter dient.

Wir hoffen Ihnen mit diesem Buch einen Leitfaden an die Hand zu geben, der es ihnen ermöglicht, eine starke Führungskultur in Ihrem Betrieb zu etablieren. Ihre Mitarbeiter werden es Ihnen nicht nur mit einer guten Arbeitsleistung danken, sondern auch in schwierigeren Zeiten zu ihrem Unternehmen stehen.

Wulf Rössler

Inhalt

1 Schöne neue Arbeitswelt – vom Arbeiten in Zeiten des Wandels

Work is about a search for daily meaning as well as daily bread, for recognition as well as cash, for astonishment rather than torpor, in short for a sort of life rather than a Monday to Friday sort of dying.

(Terkel, 1972)

Christopher ist 34 Jahre alt, verheiratet mit Kind, und arbeitet in einem größeren Unternehmen in der Marketingabteilung. Der Job ist anspruchsvoll, und er bietet viele Möglichkeiten zur Weiterentwicklung sowie Freiräume für eigenständiges Arbeiten. Christopher gilt im Unternehmen als »High Potential«. Er hat sein Hochschulstudium in Betriebswirtschaftslehre mit Bestnoten abgeschlossen. Nach einer Ausbildung als Trainee im Unternehmen arbeitet er nun in einer Position für Nachwuchsführungskräfte, ein Job, um den ihn viele beneiden.

Aber in den letzten Wochen fühlte Christopher sich ständig müde und hatte Probleme, sich auf seine Arbeit zu konzentrieren. Am liebsten hätte er sich den ganzen Tag in seinem Bett verkrochen. An einigen Tagen hat er sich auch schon krankgemeldet, und dann den ganzen Tag im Bett verbracht und ferngesehen.

Seine Arbeit findet Christopher plötzlich nicht mehr herausfordernd und interessant, sondern sie kommt ihm sinnlos vor. Seine Leistungen werden immer schlechter, auch, weil seine Gedanken bei der Arbeit ständig von seinen Aufgaben weg wandern. Häufig kommt er zum Beispiel in diesen Gedanken in sein Büro hereinspaziert, schaut sich selbst bei der Arbeit zu, und dann lacht er sich und seine Arbeit aus.

Auch im Kontakt mit Kollegen[1] hat Christopher sich verändert. Wenn seine Kollegen mit Fragen oder Ideen zu ihm kommen, dann reagiert er neuerdings zynisch und kann allein die negativen Anteile dieser Vorschläge sehen, nicht mehr die kreativen und interessanten Aspekte, wie es früher einmal war. Vor kurzem beschwerte sich auch seine Frau, dass er genauso auch mit ihr umginge, als sie einen gemeinsamen Ausflug planten.

Immer häufiger wird Christopher in letzter Zeit gefragt, wie es ihm geht, und auf diese Frage weiß er keine rechte Antwort – er sagt dann immer, es gehe ihm gut. Aber wegen der ständigen Müdigkeit und den häufigen Krankmeldungen ist

---

1 Aus Gründen der Lesbarkeit wird in diesem Buch lediglich die männliche Form verwendet. Trotzdem sind immer beide Geschlechter gemeint.

9

Christopher dann doch einmal zu seinem Hausarzt gegangen. Nach einigen weiteren Arztbesuchen stehen die Diagnosen Depression bzw. Burnout im Raum.

Was im ersten Moment wie ein persönlicher Schicksalsschlag wirkt, ist Teil einer gesellschaftlichen Entwicklung, wie wir sie derzeit erleben. Diagnosen psychischer Störungen nehmen zu, und Personen aus der arbeitenden Bevölkerung sind hiervon besonders häufig betroffen. Aus diesem Grund werden psychische Störungen bei Mitarbeitern auch zunehmend zum Problem für Unternehmen. Denn heute sind leistungsfähige und gesunde Mitarbeiter für Unternehmen wichtiger denn je. Letztlich sind sie es, die durch ihr einzigartiges Know-how, ihre Persönlichkeit und ihre Motivation über Unternehmenserfolg oder Misserfolg in einer kompetitiven Wirtschaftswelt entscheiden. Unternehmen haben dies erkannt und haben seit einigen Jahren einen Kampf um die besten Köpfe ausgerufen. Doch viele Unternehmen plagen vermehrt Personalsorgen. Nicht nur der demografische Wandel führt dazu, dass immer weniger Fachkräfte auf dem Arbeitsmarkt verfügbar sind. Es fallen auch immer häufiger Arbeitskräfte aufgrund psychischer Störungen vorrübergehend oder dauerhaft aus dem Beruf heraus. Arbeitnehmer fehlen heute aufgrund psychisch bedingter Arbeitsunfähigkeit so häufig wie niemals zuvor (Bundespsychotherapeutenkammer, 2013). Zudem sind Mitarbeiter, die sich aufgrund psychischer Probleme arbeitsunfähig melden, im Durchschnitt deutlich länger krankgeschrieben als Mitarbeiter, die sich aufgrund körperlicher Probleme arbeitsunfähig melden (Bundespsychotherapeutenkammer, 2013). Weil Arbeitnehmer, die in Deutschland aufgrund psychischer Störungen frühverrentet werden, im Durchschnitt zudem erst ca. 50 Jahre alt sind, verlieren Unternehmen Jahr für Jahr Mitarbeiter im besten Alter, die noch über eine hohe Leistungsfähigkeit und einen großen Schatz an Erfahrungswissen verfügen.

Aber können Unternehmen überhaupt etwas gegen diese Entwicklung tun? Immerhin spielen bei der Entwicklung von psychischen Störungen verschiedenste Gründe eine Rolle – viele davon sind persönlicher Art, von genetischen Prädispositionen bis hin zum Lebenswandel einer Person (Duncan et al., 2014). Aus zwei Gründen gehen wir trotzdem davon aus, dass Unternehmen einen Einfluss auf die psychische Gesundheit ihrer Mitarbeiter nehmen können. Diese beiden Gründe sind Zeit und Bedeutung von Arbeit:

Erstens verbringen Vollzeiterwerbstätige zwischen 25–50 % ihrer Lebenszeit bei der Arbeit. Wenn nur die Zeit, in der diese Personen auch wach sind, gemessen wird, steigt der Anteil der Arbeitszeit an der Gesamtlebenszeit noch einmal deutlich. Wenn es Christopher in dieser Zeit nicht gut geht, dann ist zu erwarten, dass es ihm auch insgesamt schlechter geht als seiner Kollegin – nennen wir sie Jessica –, der ihre Arbeit Freude macht. Zweitens stellt die Arbeit auch nicht nur zeitlich, sondern auch inhaltlich einen wesentlichen Teil unseres Lebens dar. Uns selbst und anderen gegenüber drücken wir uns über unsere Handlungen aus. Wenn Christopher nun Schwierigkeiten bei der Arbeit hat, dann beeinflussen diese Schwierigkeiten sein Selbstbild negativ – und können so auch Schwierigkeiten in anderen Bereichen seines Lebens hervorrufen. Aus diesen Gründen lässt sich natürlich keine alleinige

Verantwortung der Arbeit für Christophers Probleme ableiten. Auch viele andere Arbeitstätige geben an, beruflich unter zunehmendem Stress und Arbeitsdruck zu stehen (Lohmann-Haislah, 2012), und erkranken trotzdem nicht an einer psychischen Störung. Aber Arbeit kann, wenn sie nicht gesundheitsförderlich gestaltet wird, zu Belastung führen, die sich zum Beispiel in einer psychischen Störung wie einem Burnout oder einer Depression äußern kann. Doch Arbeit kann auch ein positiver Faktor für die psychische Gesundheit sein, denn sie stiftet Einkommen, Struktur und Sinn. Unternehmen wünschen sich als Gegenleistung belastbare und motivierte Mitarbeiter, mit denen sie ihre Unternehmensziele erreichen können. Damit dies gelingt, sollte Arbeit bei ihren Mitarbeitern nicht zu Belastung führen. In diesem Buch erhalten Sie daher einen Überblick über mögliche Ursachen von Belastung, über Formen von Belastung, aber insbesondere über Möglichkeiten, das Risiko für die Entstehung von Belastungen zu reduzieren. Zuletzt gehen wir auf Möglichkeiten ein, wie Interventionen zu Prävention und Gesundheitsförderung von Seiten des Managements ausgewählt, umgesetzt und evaluiert werden können.

Beginnen wir mit den möglichen Ursachen von Belastung:
Arbeitnehmer sind heute tiefgreifenden Veränderungen ihres Arbeitsplatzes und Arbeitsumfelds ausgesetzt, die hohe Anforderungen an ihre Belastbarkeit, Flexibilität und sozialen Kompetenzen stellen. Diese Veränderungen finden auf mindestens drei unterschiedlichen Ebenen statt: Wirtschaftliche Veränderungen schaffen den Rahmen, in dem Unternehmen operieren (Makroebene). Unternehmen prägen dann die organisationalen Rahmenbedingungen (Mesoebene). Zudem gestalten sie die konkreten Arbeitsplätze ihrer Mitarbeiter (Mikroebene).

Die Makroebene: Wirtschaftliche Veränderungen
Die Wirtschaftswelt hat sich in den letzten Jahrzehnten globalisiert. Unternehmen – auch Kleine und Mittlere Unternehmen (KMU) – stehen heute in einem globalen Wettbewerb mit Unternehmen aus aller Welt. Diese Internationalisierung hat dazu geführt, dass die Zusammenhänge zwischen Wirtschaft und Gesellschaft deutlich komplexer geworden sind. Durch technologischen Fortschritt ist es heute möglich, in wenigen Sekunden E-Mails in alle Welt zu versenden und zu empfangen. Viele Geschäftsprozesse können aus diesem Grund nun deutlich beschleunigt durchgeführt werden. Zudem ist durch die globale Konkurrenzsituation der Kosten- und Leistungsdruck auf viele Unternehmen gestiegen.

Die Mesoebene: Veränderungen im Unternehmen
Durch den globalisierten Wettbewerb stehen Unternehmen heute unter Kosten- und Leistungsdruck. Sie versuchen im Wettbewerb zu bestehen, indem sie alle ihre Einheiten so effizient wie möglich gestalten, und deren Effizienz regelmäßig überprüfen. Dafür wurden viele Prozesse standardisiert, sodass Effizienzkennzahlen zwischen Abteilungen, Standorten und Unternehmen verglichen werden können. In diesem Sinne werden in Unternehmen seit einigen Jahren in regelmäßigen Abständen tiefgreifende Restrukturierungsprozesse angestoßen, wobei bei einem Großteil der Maßnahmen die wichtigsten Ziele die Reduzierung von Kosten bzw. die Erhöhung von Produktivität sind (Kozlowski et al., 1993). Personalkosten

werden hierbei als eine von vielen Kostenarten gesehen und mit anderen Arten von Kosten gleich behandelt, d. h. sie werden auch eingespart, zum Beispiel, indem man Personal durch günstigere Maschinen ersetzt.

Die Mikroebene: Veränderungen des Arbeitsplatzes
Die fortschreitende Technologisierung der Arbeitswelt hat auch Auswirkungen auf das tägliche Leben der Mitarbeiter. Die ursprüngliche Forderung der Arbeiterbewegung nach einer 8-8-8-Struktur ihrer Arbeitstage, d. h. acht Stunden Arbeit, acht Stunden Freizeit und acht Stunden Schlaf wirkt heute fast wie ein Anachronismus. Die Technologisierung lässt die Grenzen zwischen Arbeit und Privatleben langsam verschwimmen. Um flexibel erreichbar zu sein, nutzen Arbeitnehmer zunehmend mobile Geräte wie Laptops, Tablets und Smartphones, was dazu führt, dass auf dem Heimweg und zu Hause noch berufliche E-Mails und Anrufe beantwortet werden. Aber umgekehrt kommt es auch dazu, dass durch die Nutzung von mobilen Endgeräten das Privatleben stärker in den Arbeitsalltag dringt, zum Beispiel, indem bei der Arbeit private Nachrichten verschickt werden.

Darüber hinaus hat die steigende Technologisierung zur Folge, dass viele ursprünglich persönliche Kontakte auf der Arbeit durch E-Mail und Telefon ersetzt worden sind. Ganz besonders trifft dies auf multinationale Konzerne und diejenigen Unternehmen, in denen Personen aus verschiedenen Ländern zusammenarbeiten, zu. Hier müssen häufig Mitarbeiter in virtuellen Teams wichtige Angelegenheiten verhandeln. Die Technologisierung hat aber noch weitere Auswirkungen: Jede benötigte Information ist meist nur einen Mausklick entfernt. Dies ist bequem, führt aber auch dazu, dass täglich eine Vielzahl an Informationen in kürzester Zeit aufgenommen, verarbeitet und in Handlungen übersetzt werden müssen.

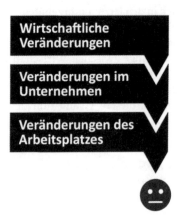

Abb. 1.1: Die Arbeitswelt im Wandel

Diese Veränderungen wirken mittelbar und unmittelbar auf die Mitarbeiter eines Unternehmens ein und können zu steigender Belastung führen. Im nächsten Abschnitt wird genauer betrachtet, wie Belastungen von Mitarbeitern entstehen.

1.1 Warum sind Arbeitnehmer heute stärker belastet?

1.1.1 Arbeit und die Erfüllung von Bedürfnissen – eine schwierige Beziehung

Der Beruf als Erfüllung? Die meisten unserer Vorfahren hätten diese Vorstellung belächelt. Arbeit war für viele Generationen vor allem ein Mittel zum Broterwerb. Statt einer freien Berufswahl, einer Errungenschaft der Moderne, herrschten Anerbenrecht, Frondienst und Zunftzwang. Heute haben sich die Dinge gewandelt. In einer Zeit, in der das materielle Überleben von Menschen in den industrialisierten Staaten mehrheitlich gesichert ist, tritt der Wunsch nach Erfüllung psychologischer Bedürfnisse in den Vordergrund (Maslow, 1943). Mischel and Morf (2003) bezeichneten bereits das 20. Jahrhundert als »Jahrhundert des Selbst«, und es ist wohl nicht zu gewagt zu behaupten, dass sich dieser Trend zukünftig fortsetzen wird. Schon jetzt ist die Rede von der »Psychologisierung der Gesellschaft« (Gebhardt, 2002). Die Erfüllung psychologischer Bedürfnisse wird von Menschen zunehmend auch bei der Arbeit erwartet, auch, weil die Grenzen zwischen Arbeits- und Privatleben durchlässiger werden. Vor allem die sog. »Generation Y« der heute 20- bis 30-Jährigen fordert beruflich eher Selbstverwirklichung als ein gut gefülltes Bankkonto.

Wir sehen uns dabei offenbar alle nach der Erfüllung derselben Bedürfnisse nach Kompetenz, Autonomie und sozialer Zugehörigkeit (Ryan/Deci, 2000):

- *Kompetenz* beschreibt das Bedürfnis, Verhaltensweisen erfolgreich ausüben zu können. Somit spiegelt Kompetenz nicht so sehr die objektiven Fähigkeiten einer Person wider, sondern eher ein generelles Gefühl der Effektivität. Ein Gefühl von Kompetenz kann im Arbeitskontext zum Beispiel dann entstehen, wenn eine anspruchsvolle Präsentation bei einem Kunden erfolgreich gehalten wurde.
- *Autonomie* beschreibt im Rahmen dieser Theorie das angeborene Bedürfnis, sein eigenes Handeln kontrollieren zu können. Somit bezieht sich Autonomie in diesem Zusammenhang stärker auf psychologische Freiheit, nicht so sehr auf Merkmale des Arbeitsalltags, zum Beispiel die Arbeitszeitgestaltung, wie es sonst in der Arbeits- und Organisationspsychologie in der Regel der Fall ist, wenn von Autonomie die Rede ist (Van den Broeck et al., 2010). Ein Gefühl von Autonomie auf der Arbeit kann zum Beispiel dann entstehen, wenn ein Mitarbeiter sich selbst innere Deadlines setzen kann, wann er mit seinen Arbeitsaufgaben wie weit gekommen sein möchte.
- *Soziale Zugehörigkeit* beschreibt das Bedürfnis nach menschlicher Nähe und Wärme. Soziale Zugehörigkeit entsteht auf der Arbeit – genau wie im Privatleben – durch Beziehungen von hoher Qualität (Baumeister/Leary, 1995; Heaphy/Dutton, 2008). Diese Beziehungen sind immer durch gegenseitige Wertschätzung geprägt.

Im Folgenden gehen wir auf jedes der drei Bedürfnisse detailliert ein.

1.1.1.1 Kompetenz in einer kompetitiven Wissensgesellschaft

Haben Sie in der letzten Zeit einmal einen Blick auf Stellenanzeigen geworfen? Man könnte den Eindruck bekommen, jeder Bewerber für einen halbwegs ordentlichen Job müsste jünger als 30 Jahre alt sein, neben einem Hochschulstudium diverse Praktika und Auslandsaufenthalte absolviert haben, einige Jahre Berufserfahrung in einem großen Unternehmen mit einigen Weiterbildungen mitbringen und sich nebenbei ehrenamtlich engagieren. Wir leben in einer Wissensgesellschaft, die so gut ausgebildet ist wie keine vor ihr. Der Anteil der Personen eines Jahrganges, die Abitur machen, steigt seit Jahren, und immer mehr junge Menschen studieren. Auf den ersten Blick scheint es, als hätte es in den letzten Jahren tatsächlich einen Zuwachs an Kompetenz in der Gesellschaft gegeben. Allerdings sind auch einige Zweifel daran möglich, ob dies tatsächlich zu einer Erhöhung von Kompetenz in der Gesellschaft geführt hat (Alvesson, 2013):

Erstens stellt sich die Frage, ob mit der großen Anzahl an Ausbildungsabschlüssen auch deren Qualität gleichgeblieben oder nicht eher gesunken ist (Alvesson, 2013). Zwar strömen tatsächlich immer mehr junge Menschen an die Universitäten. Dies führt jedoch auch zu vollen Veranstaltungen, wodurch eine Betreuung durch fachlich qualifizierte Personen immer schlechter gewährleistet werden kann.

Zweitens werden zunehmend Studiengänge, Zertifikatsausbildungen und Weiterbildungen mit kurzer Dauer angeboten und als Studium neben dem Beruf angeboten absolviert. Um diese Formen des Studierens möglich zu machen, müssen häufig Studieninhalte gekürzt werden.

Drittens gibt es einen Trend, Ausbildungen in Hochschulstudien umzuwandeln. Diese Entwicklung gibt es schon lange – ursprünglich wurden an der Universität nur wenige Fächer wie Theologie, Rechtswissenschaften und Medizin gelehrt, der Fächerkanon differenzierte sich in den folgenden Jahrhunderten dann immer weiter aus. Die Akademisierung von Abschlüssen schafft aber Reibungspunkte, sowohl bezogen auf die Bezahlung von Berufseinsteigern mit Ausbildungs- und Hochschulabschlüssen aus demselben Beruf, als auch bezogen auf die wahrgenommene Qualifikation von Personen, die schon länger in einem Beruf arbeiten und deshalb »nur« eine Ausbildung absolviert haben.

Viertens gibt es laut Alvesson einen Trend zur Überhöhung von Aspekten der Ausbildung und des Arbeitslebens. Überhöhung meint in diesem Zusammenhang, dass sich Personen, Berufsgruppen oder Unternehmen ein Image geben, das (wenn auch nur oberflächlich) glänzend und statusbringend ist, und als Unterscheidungsmerkmal zu anderen Personen, Gruppen oder Unternehmen verwendet werden kann (Alvesson, 2013). So wird es heutzutage von vielen Absolventen zum Beispiel als attraktiver angesehen, bei einem Großunternehmen zu arbeiten als in einem mittelständischen Unternehmen, selbst wenn das mittelständische Unternehmen bessere Arbeitsbedingungen bietet. Grund hierfür ist unter anderem, dass das Prestige, für ein bekanntes Großunternehmen zu arbeiten, ein positiver Teil des Selbstkonzepts der Mitarbeiter werden kann (Bergami/Bagozzi, 2000) und so das Selbstwertgefühl stärkt.

Letztlich kann durch diese Faktoren für den Einzelnen das Gefühl entstehen, dass eine zusätzliche Erhöhung der eigenen Kompetenz notwendig ist, um auf dem Arbeitsmarkt zu bestehen. Denn einerseits nimmt die Qualifikation der Absolventen von Hochschulen ab, und andererseits drängen infolge der Bildungsexpansion immer mehr in ähnlicher Weise ausgebildete Absolventen auf den Arbeitsmarkt. Die erworbenen Qualifikationen verlieren dabei an Wert. Aus diesem Grund reichen Standard-Qualifikationen auch für Absolventen häufig nicht mehr aus. So genügt es für viele Positionen heute nicht mehr, eine Berufsausbildung oder ein Studium gut abzuschließen. Vielmehr sind darüber hinaus diverse Zusatzqualifikationen wie Auslandserfahrung, gesellschaftliches Engagement oder Weiterbildungen nötig, um sich als Person von anderen Bewerbern abzuheben. Die Erreichung dieser Zusatzqualifikationen setzt den Einzelnen unter Druck, sich von den Anderen abzusetzen. Insgesamt ist die Erhöhung der Quote der Abiturienten und Studierenden jedoch ein Nullsummenspiel, in dem alle Akteure Zusatzqualifikationen erwerben müssen, um hervorzustechen, was insgesamt dazu führt, dass niemand mehr hervorstechen kann. Als zusätzliche Steigerung können zudem Tricks verwendet werden, um sich selbst aus der Masse hervorzuheben. Anstatt Wert auf inhaltliche Substanz zu legen werden allgemeine positive Qualifikationen in den Vordergrund gestellt – zum Beispiel Entwicklung, Werte oder Anpassungsfähigkeit (Alvesson, 2013). Auch können Möglichkeiten geschaffen werden, durch die man sich als Person oder als Gruppe auszeichnen kann. So kommt es zu einer Inflation an Siegeln, Preisen oder Wettbewerben.

Relativ inhaltsleere, außergewöhnliche und überhöhte Kompetenzen können bei Personen Belastung erhöhen. Eigentlich ist Kompetenz für Personen eine Ressource, in die sie investieren können, zum Beispiel, um über eine höhere Position mehr Geld zu verdienen (Halbesleben, 2009). Wenn nun aber die eigenen Kompetenzen nicht mehr richtig eingeordnet werden können und diese als aufgebläht und inhaltsleer wahrgenommen werden, dann fällt es schwer, diese Kompetenzen richtig einzusetzen. Folgen könnten sein, dass die eigene Kompetenz als unwichtig wahrgenommen wird, und deshalb versucht wird, den wahrgenommenen Mangel an Kompetenz durch eigene Anstrengung wettzumachen, was wiederum zu Stress führt. Zudem kann Stress auch direkt daraus entstehen, dass die erworbenen Kompetenzen zwar durch ihre glänzende Hülle zu einer erfolgreichen Arbeitsplatzsuche führen, dann aber durch ihre Inhaltsleere nicht hilfreich für die Bewältigung der Arbeitsaufgaben sind. So kann es rasch zu Überforderungsgefühlen bei Individuen kommen.

1.1.1.2 Autonomie in einer globalisierten Wirtschaftswelt

In einer globalisierten Wirtschaftswelt sinkt die Unabhängigkeit, mit der Personen ihrer Arbeit nachgehen können. Globalisierung wird als ein Prozess angesehen, infolge dessen traditionelle Grenzen, die Personen, Güter oder Gesellschaften voneinander trennen, zunehmend verschwinden (Bhavsar/Bhugra, 2008).

Für Unternehmen stellt zunehmende Globalisierung eine Herausforderung dar, denn sie reduziert die langfristige Planbarkeit von Arbeit und erhöht Unsicherheit.

So werden Waren, die früher in einzelnen Ländern entwickelt, produziert und verkauft wurden, heute in einem Land entwickelt, in einer Reihe anderer Länder produziert, und weltweit verkauft. Unternehmen mit einer solch globalisierten Wertschöpfungskette sind von verschiedenen Entwicklungen in vielen Ländern abhängig, und haben auf die meisten Entwicklungen nur wenig Einfluss. Mitarbeiter können von schwer planbaren Entwicklungen überrascht werden und müssen dann schnell Lösungen für komplexe Probleme finden. Zusätzlich fällt es global agierenden Unternehmen zunehmend schwer, konkret mittel- und langfristig zu planen, da viele Umweltgegebenheiten kurzfristige Planänderungen nach sich ziehen können.

Dort, wo Unternehmen Einfluss haben, nämlich innerhalb der eigenen Firma und mittelbar auch bei Zulieferern, versuchen Unternehmen, über die Einführung von Unternehmensstandards dieser Ungewissheit zu begegnen. Stellen wir uns einen Manager in einem größeren Textilunternehmen vor, das damit wirbt, dass seine Kleidung »ethisch fair« produziert wird. Dieser Manager wurde beauftragt zu prüfen, ob ein möglicher Subunternehmer die Qualitäts- und Sicherheitsstandards für Produktion erfüllt. Dieser Manager müsste sich fragen, wie die Arbeitsbedingungen und Umweltstandards in der Fabrik eines Entwicklungslandes aussehen, in der günstige Kleidungsstücke produziert werden, welche weiteren Zulieferer zu dem Endprodukt beitragen, und wie es um deren Arbeitsbedingungen und Umweltstandards steht. Insgesamt entsteht durch eine solche Informationssuche eine große Menge an Information, die von dem Manager aufgenommen und bewertet werden muss. Es gibt zudem Grenzfälle, in denen Organisationsprinzipien von Subunternehmern von denen der Auftragnehmer abweichen. Weitere Akteure, die den Auftragnehmer eventuell besser beurteilen können, müssten dann hinzugezogen werden. Zudem müssten Manager auf anderen Hierarchiestufen um ihre Einschätzung gebeten werden. Für die Einzelperson, die eine Entscheidung treffen soll – hier der Manager, der beurteilen soll, ob ein Subunternehmer ethisch fair produziert –, sinkt die Unabhängigkeit in einer solch komplexen Umwelt und seine Unsicherheit wächst.

Nicht überraschend fühlen sich in Untersuchungen zu Stressoren am Arbeitsplatz ca. 82 % der Führungskräfte durch zu viele Informationen gestresst, die ständig auf sie einprasseln. Jeweils 60 % klagen darüber, dass sie von ständig neuen Aufgaben unterbrochen werden, und dass sie häufig mit Dilemmata konfrontiert werden, die sich nur schwer lösen lassen, und daher die Einbeziehung übergeordneter Führungskräfte verlangen (Bhagat et al., 2012).

Die Unabhängigkeit eigener Entscheidungen am Arbeitsplatz, die ein grundlegendes Bedürfnis einer Person darstellt, wird in Unternehmen durch neue Anforderungen im Zuge der fortschreitenden Globalisierung immer stärker beschnitten. Für Mitarbeiter in den Organisationen entstehen hier erhöhte Risiken für Belastungen.

1.1.1.3 Soziale Zugehörigkeit in Zeiten von Kommunikationstechnologie und Mobilität

Ein weiteres Bedürfnis von Menschen ist die regelmäßige, positive Interaktion mit anderen Menschen (Baumeister/Leary, 1995).

Was passiert nun, wenn häufige Umzüge, lange Arbeitszeiten oder häufige Dienstreisen verhindern, dass wir regelmäßig mit Freunden zusammen kommen, im Sportverein am Training teilnehmen oder familiäre Termine wahrnehmen? Von vielen Autoren wird festgestellt, dass soziale Beziehungen sich beschleunigen (Rosa, 2010) oder dass diese Beziehungen heute häufiger als früher verfallen (Putnam, 2000). Unser Bedürfnis nach sozialer Zugehörigkeit kann dann, im Extremfall, nur noch durch die Beziehung mit Kollegen am Arbeitsplatz befriedigt werden. Wir drücken unsere Persönlichkeit unter Umständen nur noch durch die Zugehörigkeit zu einer Organisation aus und können uns folglich auch nur im Lichte dieser Organisation darstellen (Bergami/Bagozzi, 2000). Es ist nicht verwunderlich, dass eine solche Situation sehr hohe Anforderungen an die Organisationen stellt, in der wir arbeiten. Unternehmen reagieren auf diesen Trend, indem sie stärker Elemente des Freizeit- und Familienlebens in den Arbeitsplatz integrieren: Es gibt voll ausgestattete Küchen, Bars, Wäschereiservices, Schlaf- und Ruhegelegenheiten, kompetitive Sportangebote und vieles mehr. Unternehmen versuchen so auch, ein vielschichtiges Bild von sich selbst aufzubauen, das über den reinen Arbeitgeber hinausgeht, um so das Bedürfnis nach sozialer Zugehörigkeit durch die Mitarbeiter erfüllen zu können.

Wenn wir uns nur zu einer Organisation zugehörig fühlen, dann muss diese auch positiv bewertet sein, um unser Bedürfnis nach Zugehörigkeit zu befriedigen. Im Alltag kann dies jedoch nur in einem gewissen Ausmaß der Fall sein. So können Konflikte zwischen Unternehmen und Mitarbeiter entstehen. Zudem sind Kollegen zu einem gewissen Grad auch immer Konkurrenten. Betriebswirtschaftliche Gründe können dazu führen, dass Unternehmen ein negatives Image entwickeln und einzelne Mitarbeiter oder Außenstehende dem Unternehmen plötzlich ablehnend gegenüber stehen. Menschen, deren Bedürfnis nach Zugehörigkeit nur durch ihr Unternehmen befriedigt wird, können in solchen Situationen psychisch belastet werden.

Das Bedürfnis nach sozialer Zugehörigkeit kann auch durch die Zunahme von Telearbeit bzw. E-Work (d. h. die Erledigung von Arbeit außerhalb des betrieblichen Arbeitsplatzes) leiden. Wenn immer größere Anteile der Arbeit nicht im Büro, sondern von zu Hause oder von unterwegs aus erledigt werden, verringert sich der persönliche Kontakt mit Kollegen und Vorgesetzten. In großen Unternehmen arbeiten zudem virtuelle Teams standortübergreifend über Internet und Telefon zusammen, ohne persönlich in Kontakt zu stehen. Zudem ist es für spezifische Gruppen wie Leih- und Zeitarbeiter schwierig, sich einem Unternehmen zugehörig zu fühlen. Unternehmen, die das Bedürfnis von Mitarbeitern nach einem Gefühl von Zugehörigkeit vernachlässigen, können auf diese Art und Weise Belastung bei Mitarbeitern auslösen.

Somit ist der Stellenwert der Befriedigung psychologischer Bedürfnissen in Zeiten materieller Sicherheit gestiegen. Durch die zunehmende Auflösung der Grenzen zwischen Arbeits- und Privatleben und einen Generationenwechsel hin zur Generation Y, die von der Arbeit nicht mehr primär Geld, sondern Glück fordert, wird eine Erfüllung dieser Bedürfnisse nach Kompetenz, Autonomie und sozialer Zugehörigkeit nun auch von der Arbeit verlangt. Unternehmen sind jedoch immer weniger in der Lage, diese psychologischen Grundbedürfnisse zu befriedigen. Dies macht die Förderung psychischer Gesundheit von Mitarbeitern am Arbeitsplatz umso notwendiger. Durch diese Gesundheitsförderung muss immer auch die Erfüllung der Bedürfnisse Kompetenz, Autonomie und sozialer Zugehörigkeit für den Mitarbeiter erleichtert werden, sonst kann die Förderung psychischer Gesundheit am Arbeitsplatz nur rein symptomatisch wirken. Resiliente, d. h. widerstandsfähige Organisationen können durch eine Förderung der psychischen Gesundheit ihrer Mitarbeiter geschaffen werden, welche als übergeordnete Maxime die Erfüllung der Bedürfnisse nach Kompetenz, Autonomie und sozialer Zugehörigkeit in den Blick nimmt.

1.2 Wie entsteht Belastung durch den Arbeitsplatz? Prozesse, Modelle und Definitionen

1.2.1 Bei allen gleich … – evolutionäre und biologische Grundlagen von Stressoren, Stress und Belastung

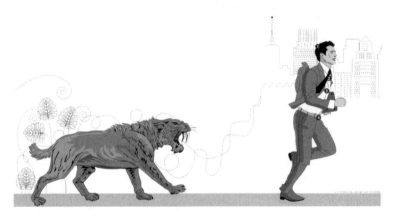

Abb. 1.2: Auch im Arbeitsleben ist unser Gehirn immer noch auf der Flucht vor dem Säbelzahntiger (Quelle: die Welt)

Stellen Sie sich vor, Sie befinden sich in Ihrem wohlverdienten Jahresurlaub – sagen wir, in Kenia – und erfüllen sich mit einer Safari einen Lebenstraum. An einem dieser Safaritage entfernen Sie sich mit einem besonderen Fotomotiv im Kopf ein wenig von Ihrer Gruppe und treffen hinter einem Busch plötzlich auf einen Tiger. Malen Sie sich die Situation kurz aus, denn im Folgenden wollen wir anhand dieses Beispiels die evolutionären Grundlagen der Stressreaktion klären.

Der Tiger, dem Sie gerade gegenüberstehen, bezeichnen wir als *Stressor*. Stressoren sind nämlich diejenigen Faktoren, die eine Stressreaktion bzw. Stress auslösen. Man kann sich Stressoren somit als »Herausforderer« vorstellen, so wie das Zusammentreffen mit dem Tiger Sie gerade herausfordert. Wie reagieren Sie?

Sie haben, wenn Sie sich einem Tiger gegenüber sehen, im Prinzip drei Möglichkeiten: Sie können mit ihm kämpfen. Sie können vor ihm weglaufen. Oder Sie können versuchen, sich nicht zu bewegen, in der Hoffnung, der Tiger möge Sie nicht entdecken. Diese drei Reaktionsmöglichkeiten bezeichnet man in der internationalen Stressforschung auch als »Fight, Flight, or Freeze«-Reaktionen. Diese möglichen Reaktionen auf den Stressor Tiger und andere Stressoren haben sich im Laufe der Evolution herausgebildet, weil sie die Überlebenswahrscheinlichkeit unserer Vorfahren erhöht haben. Während Sie Ihre Entscheidung treffen, arbeitet Ihr Körper bereits auf Hochtouren, um Sie optimal auf Flucht, Kampf oder »Unsichtbarmachen« vorzubereiten: Das sympathische Nervensystem wird aktiviert. Die Stresshormone Adrenalin und Cortisol werden ausgeschüttet. Zucker und Fettsäuren werden freigesetzt, um Sie optimal mit Energie zu versorgen. Blutdruck, Herzfrequenz und Atemtätigkeit steigen. Diese Reaktion läuft bei allen Menschen relativ gleich ab. Diese kurzfristige Anspannungsreaktion auf Ereignisse, die subjektiv als bedrohlich wahrgenommen werden, bezeichnet man als *Stressreaktion bzw. Stress*. Durch diese Reaktion sind Sie nun bestens darauf vorbereitet, Ihr Überleben trotz Tiger durch Flucht, Kampf oder »Unsichtbarmachen« zu sichern.

Auf eine ähnliche Art und Weise geht Ihr Organismus allerdings auch mit Stressoren um, wenn Sie aus dem Urlaub wieder an Ihren Arbeitsplatz zurückkehren (Sie haben überlebt, der Tiger war bereits gesättigt und verfolgte Sie nicht auf Ihrer Flucht). Das bedeutet, dass in Ihrem Körper dieselbe evolutionär geprägte Stressreaktion abläuft, egal, ob Sie nun einem Tiger gegenüberstehen, oder ob der Chef in einer wichtigen Angelegenheit Druck macht. Unser Gehirn reagiert in beiden Situationen gleich, unabhängig davon, mit welchem Stressor wir es gerade zu tun haben (Tiger, Chef oder etwas anderes). Die typischen Stressoren haben sich über die letzten 2,6 Millionen Jahre gewandelt. Während zu der Zeit, als unser Gehirn sich entwicklungsgeschichtlich ausbildete, als Stressoren vor allem Fressfeinde dominierten, sind es heute meist soziale Stressoren, mit denen wir uns konfrontiert sehen. Soziale Stressoren sind solche Stressoren, die aus der Interaktion mit anderen Menschen entstehen oder unseren sozialen Status bedrohen (Siegrist, 1996b). Dies kann im Arbeitskontext zum Beispiel Ärger mit dem Vorgesetzten sein, aber auch ein Berufswechsel oder eine Gehaltskürzung. Während unser Gehirn also immer noch optimal auf die Begegnung mit Fressfeinden vorbereitet ist, die in unserer Umwelt nicht mehr existieren, ist seine klassische »Fight, Flight, or Freeze-Reaktion« für die Bewältigung sozialer Stressoren nicht mehr besonders hilfreich. Denken Sie an Ärger mit Ihrem Chef: Es ist in Reinform weder konstruktiv, gegen den Chef in den Kampf zu treten, noch vor der Auseinandersetzung zu fliehen oder sich »tot zu stellen«. Ein konstruktives Gespräch wäre hilfreicher. Doch Stress aktiviert entwicklungsgeschichtlich ältere Gehirnregionen im limbischen System unseres Gehirns. Das limbische System ist ein Bündel unterschiedlicher, tief im Gehirn gelegener Regionen, die vor allem für die Gefühlsverarbeitung, aber auch für die Gedächtnisbildung zuständig sind. Evolutionär neuere Hirnregionen wie der präfrontale Kortex, der vor allem für Denken, Planung und Entscheidungsfindung zuständig ist, sind an der Stressreaktion hingegen deutlich weniger beteiligt. Der präfrontale Kortex stellt eine Gehirnregion dar, die sich im vorderen Teil des Schädels befindet und die für die höheren kognitiven Funktionen wie Denken, Planen und Entscheidungsfindung zuständig ist. Er ist während der Stressreaktion bzw. Stress eher inaktiv.

Was geschieht nun, wenn es zum Beispiel durch einen Berufswechsel (Stressor) zu einer Stressreaktion bzw. Stress kommt? Es ist so, dass Stress per se keine negativen Folgen haben muss. Selye (1956) unterscheidet zwischen Eustress und Disstress. Eustress bedeutet, dass Stress positiv im Sinne von anregend und aktivierend erlebt wird und somit eine Möglichkeit für persönliches Wachstum darstellt. Eustress hilft einem Individuum so dabei, ein optimales Funktionsniveau zu erreichen (Quick, Wright et al., 2013). Disstress entsteht hingegen, wenn Stress als bedrohlich und überfordernd, d. h. als *Belastung* erlebt wird. Belastung kann sich auf unterschiedliche Art und Weise ausdrücken: Sie kann sich gesundheitlich auswirken, d. h. in Form von körperlichen Erkrankungen (z. B. Magenprobleme) und psychischen Störungen (z. B. Depressionen). Sie kann sich auch sozial äußern, z. B. in Form eines Wechsels hin zu einem weniger fordernden Beruf. Schließlich kann sich Belastung auch in einer Verringerung von Motivation, Leistung und Zufriedenheit bei der Arbeit ausdrücken. Disstress führt also dazu, dass sich das Funktionsniveau eines Individuums verschlechtert (Quick et al., 2013).

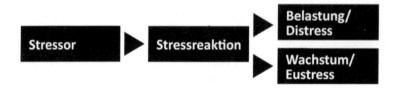

Abb. 1.3: Der Entstehungsprozess von Belastung

Doch wie entscheidet sich, ob Stress als Eustress, d. h. als Möglichkeit zum Wachstum, oder als Disstress, d. h. als Belastung wahrgenommen wird? Generell lässt sich sagen, dass jedem Mensch der Stress zu viel werden kann. Es scheint aber offenbar auf die Persönlichkeit anzukommen, ab wann Stress als »zu viel« empfunden wird, und so zu Disstress wird. Sind Menschen offen für die neuen Erfahrungen, die zum Beispiel ein herausforderndes Projekt mit sich bringt, dann reagieren sie auf Stress mit positiven Gefühlen und erbringen sogar bessere Leistungen. So entsteht Eustress bzw. die Möglichkeit zu Wachstum. Menschen, die eher ängstlich und labil sind, reagieren auf Stress mit negativen Gefühlen und schlechteren Leistungen (Schneider et al., 2012). So kann Disstress bzw. Belastung entstehen. Mehr zu diesem Zusammenhang finden Sie im Abschnitt »Persönlichkeit und Stressoren, Stress und Belastung« (▶ **Kap. 1.2.2**). Allerdings hat sich herausgestellt, dass Menschen quasi durchweg bei einem *subjektiv* mittleren Stressniveau am leistungsfähigsten sind (▸ **Abb. 1.4**).

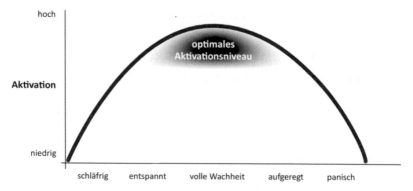

Abb. 1.4: Die Beziehung zwischen Stress und Leistungsfähigkeit

Es zeigt sich also, dass unsere evolutionär geprägte Stressreaktion ursprünglich sehr hilfreich für unser Überleben in solchen Situationen war, in denen es sprichwörtlich um Leben und Tod ging. Da sich die typischen Stressoren über die Zeit von Fressfeinden hin zu sozialen Stressoren gewandelt haben, ist die Passung zwischen unserer Stressreaktion und diesen Stressoren nicht mehr optimal gegeben. Wenn ein Individuum das Gefühl hat, mit Stress umgehen zu können, entsteht Eustress und so die Möglichkeit zu persönlichem Wachstum, die das Funktionsniveau einer Person langfristig erhöhen kann. Wird Stress als zu viel empfunden, kann es zu Disstress und Belastung kommen, die sich in einer Verschlechterung unserer körperlichen und psychischen Gesundheit, unseres Soziallebens sowie unserer arbeitsbezogenen Motivation, Leistungsfähigkeit und Zufriedenheit ausdrücken kann.

Exkurs: Belastung vs. Beanspruchung – same same, but different

Teilweise werden für die Unterscheidung zwischen Stressor, Stressreaktion und Belastung auch andere Begrifflichkeiten verwendet. So spricht die Bundesanstalt für Arbeitsschutz und Arbeitsmedizin (BAUA) von psychischer Belastung und psychischer Beanspruchung. Sie definiert psychische Belastung als »die Gesamtheit aller erfassbaren Einflüsse, die von außen auf den Menschen zukommen und psychisch auf ihn einwirken.« (Joiko et al., 2010, S. 9) Solche Einflüsse, die Stress auslösen, werden in unserem Buch als Stressoren bezeichnet. Psychische Beanspruchung wird von der BAUA definiert als »die unmittelbare (nicht die langfristige) Auswirkung der psychischen Belastung im Individuum in Abhängigkeit von seinen jeweiligen überdauernden und augenblicklichen Voraussetzungen, einschließlich der individuellen Bewältigungsstrategien« (Joiko et al., 2010, S. 10). Somit ist psychische Beanspruchung mit der Stressreaktion bzw. Stress in unserer Terminologie zu vergleichen. Wir haben uns in diesem

Praxisratgeber für die Unterscheidung zwischen Stressoren, Stress und Eustress/ Wachstum bzw. Disstress/Belastung entschieden, da dies der Terminologie in der internationalen Stressforschung (stressor, stress, eustress/growth bzw. disstress/strain) am ehesten entspricht (Quick et al., 2013).

1.2.2 ... und doch verschieden: Persönlichkeit und Stressoren, Stress und Belastung

Man kann man sich Stress also im Wesentlichen als Reaktionen auf Situationen vorstellen, in denen die Fähigkeiten eines Individuums (heraus)gefordert werden. Doch diese Prozesse geschehen nicht in einem Vakuum. Schon, ob wir bestimmte Reize überhaupt wahrnehmen, hängt von unserer Persönlichkeit ab (Aron/Aron, 1997). Aber auch unsere persönlichen Erfahrungen spielen für die Wahrnehmung eine Rolle. Zum Beispiel nehmen Menschen mit einer Spinnenphobie die Anwesenheit dieser Tiere viel häufiger wahr als Menschen, die keine Angst vor Spinnen haben (Gerdes/Alpers, 2014). Wenn bestimmte Reize erst einmal wahrgenommen worden sind, kommen unsere Persönlichkeit und unsere Erfahrungen erneut ins Spiel, denn nun entscheidet unser Gehirn, ob und wie stark ein Stimulus, d. h. ein Reiz, als Stressor wahrgenommen wird. Bleiben wir beim Spinnenbeispiel, so wird ein Spinnenphobiker eine Spinne wahrscheinlich als starken Stressor wahrnehmen, während eine Person ohne Spinnenphobie, aber mit einer gewissen Spinnenaversion, beim Anblick einer Spinne Ekelgefühle verspüren wird (Wahrnehmung als mittelstarker Stressor), und eine »hartgesottene« dritte Person die Spinne zwar wahrnehmen, aber sich gar nicht weiter darum kümmern wird (Wahrnehmung als schwacher bzw. als kein Stressor).

Aber nicht nur die Wahrnehmung von Stressoren, auch der Umgang mit ihnen ist individuell verschieden. Zum einen unterscheiden sich Menschen in ihrem *kurzfristigen* Umgang mit Stressoren. Sie kennen das möglicherweise aus Ihrem Kollegenkreis. Während sich der eine Kollege unter Zeitdruck, eine bestimmte Aufgabe beenden zu müssen, in die Arbeit stürzt (quasi eine »Kampfreaktion«), zieht sich der andere Kollege zurück und arbeitet lieber an etwas Angenehmerem (quasi eine »Fluchtreaktion«), und wieder ein anderer Kollege fühlt sich gelähmt und macht erst einmal gar nichts (quasi eine »Erstarrungsreaktion«). Wie stark die Persönlichkeit in Stressreaktionen zum Zuge kommt, hängt allerdings auch von der Stärke eines Stressors ab (Mischel/Shoda, 1995). In Situationen mit starken Stressoren – der Chef macht Druck und fragt täglich, wie weit man mit der Erledigung der Aufgabe mittlerweile ist – reagieren die meisten Menschen ähnlich: Sie krempeln die Ärmel hoch und arbeiten unter Hochdruck. In einer Situation mit einem starken Stressor kommt es also weniger darauf an, welche Persönlichkeitseigenschaften wir haben. Der Druck, der durch einen starken Stressor ausgelöst wird, führt bei den meisten Menschen zu ähnlichen Verhaltensweisen. Stärker kommt die Persönlichkeit hingegen in solchen Situationen zum Tragen, in denen Stressoren nur eine mittlere oder schwache Stärke aufweisen. Wenn also in unserem Beispiel der Chef nur einmal die Woche fragt, wie man mit der Erledigung einer bestimmten Aufgabe vorankommt, wird es für die Reaktion auf diesen Stressor auf unsere Persönlichkeit ankommen – sind wir gewissenhafte und motivierte Mitarbeiter, werden wir uns trotzdem an die Arbeit setzen, sind wir weniger gewissenhaft und motiviert, werden wir vielleicht lieber etwas anderes machen.

Auch die *langfristigen* Auswirkungen von Stress werden durch unsere Persönlichkeit und Erfahrungen beeinflusst. Wie bereits angedeutet wurde, müssen, damit aus der Stressreaktion Distress bzw. Belastung entsteht, immer eine Person mit bestimmten Eigenschaften und eine bestimmte Situation zusammenkommen. Grundsätzlich kann davon ausgegangen werden, dass Menschen unterschiedlich gut mit Stress umgehen können. Dies wird wiederum deutlich, wenn Sie an Ihre Kollegen denken. Einige wirken wahrscheinlich schon unter wenig Stress ziemlich »belastet«, während andere auch bei einem hohen Stressniveau nicht aus der Ruhe zu bringen sind. Manche Menschen sind offenbar psychisch widerstandsfähiger gegenüber Stress als andere. Diese Eigenschaft wird auch als Resilienz bezeichnet (Rutter, 1987), und verringert die Wahrscheinlichkeit, in Folge von Stress an Belastung zu leiden. Als Resilienz wird eine psychische Widerstandsfähigkeit gegenüber Stressoren bezeichnet. Zu Resilienz tragen unter anderem Faktoren wie eine hohe Selbstachtung, das Gefühl, wichtige Dinge im Leben durch das eigene Verhalten in eine bestimmte Richtung lenken zu können, und die Tendenz, die Schuld für Dinge, die schlecht gelaufen sind, nicht bei sich selbst zu suchen, bei (Valentine/ Feinauer, 1993).

Neben Resilienz sind auch Bewältigungsmechanismen, sogenannte Coping-Strategien, dafür entscheidend, ob aus Stress auch Belastung wird. Unter einer Coping-Strategie versteht man den Bewältigungsmechanismus, mit dem ein Individuum Stress begegnet. Dies können positive Strategien sein, wie das Aufsuchen sozialer Unterstützung, aber auch negative Strategien, wie erhöhter Alkoholkonsum. Positive Coping-Strategien wie das Aufsuchen sozialer Unterstützung, zum Beispiel durch ein Gespräch mit einer nahestehenden Person, verringern in der Regel das Risiko, dass aus Stress Belastung entsteht (Cohen/Wills, 1985). Negative Coping-Strategien hingegen erhöhen das Risiko, dass aus Stress psychische Belastung wird. Hierzu gehören zum Beispiel Alkohol- und Drogenkonsum.

1.3 Wie äußert sich Belastung durch den Arbeitsplatz?

1.3.1 Gesundheit

1.3.1.1 Körperliche Gesundheit

Psychische Belastungen am Arbeitsplatz können zu körperlichen Beschwerden wie beispielsweise Rückenschmerzen, Kopfschmerzen oder Magenproblemen führen

(Nixon et al., 2011). Darüber hinaus kann Stress im beruflichen Umfeld das Risiko erhöhen, an Herz-Kreislauf-Erkrankungen, Diabetes und weiteren schwerwiegenden Krankheiten zu erkranken (Quick et al., 2013; Siegrist, 1996b). Diese Zusammenhänge lassen sich auf zwei unterschiedlichen Ebenen erklären, zum einen anhand der körperlichen Stressreaktion und der mit ihr einhergehenden physiologischen Veränderungen, zum anderen anhand gesundheitsgefährdender Verhaltensweisen, die unter Stressbelastung häufiger zu beobachten sind.

Wie bereits im Abschnitt »Wie entsteht Belastung durch den Arbeitsplatz? Prozesse, Modelle und Definitionen« (▶ Kap. 1.2) angesprochen, lässt sich unsere körperliche Stressreaktion besonders gut verstehen, wenn wir sie aus entwicklungsgeschichtlicher Perspektive betrachten. Für unsere Vorfahren stellten Säbelzahntiger und Höhlenbären Bedrohungen dar – Aktenberge und Abteilungsleiter waren noch keine Gefahr. Doch unser Gehirn regiert auch auf die Bedrohungen der Neuzeit (z. B. Aktenberge) »steinzeitlich«, d. h., es bereitet uns optimal darauf vor, entweder in einen Kampf mit dem Verursacher zu treten (meist der Chef, besser also nicht), oder aus dem Büro zu sprinten, um das Problem zu lösen. Um diese Verhaltensweisen so erfolgversprechend wie möglich auszuführen, kommt es zu einer Vielzahl an physiologischen Veränderungen. Herzschlag, Blutdruck und Atemfrequenz erhöhen sich. Zucker wird in die Blutbahnen abgegeben, wodurch die großen Muskelgruppen zusätzliche Energie erhalten und schnelle, kraftvolle Reaktionen ermöglicht werden. Gleichzeitig werden diejenigen Körperfunktionen, die für das Überleben nicht unmittelbar entscheidend sind, heruntergefahren, zum Beispiel verlangsamen sich Nieren- und Blasenfunktion sowie die Darmtätigkeit. Diese körperlichen Veränderungen im Zuge einer Stressreaktion sind nicht per se als kritisch für die Gesundheit zu betrachten. Ganz im Gegenteil: Variation bedeutet Anpassungsfähigkeit, und das ist ein protektiver Faktor gegen Krankheit.

Diese Anpassungsfähigkeit nennt sich Allostase. Menschen werden im Alltag mit einer Vielzahl von neuen Situationen konfrontiert und müssen sich auf diese kontinuierlich einstellen. Die Allostase, oder Fähigkeit zur Anpassung an neue Situationen, ist hoch ausgeprägt, wenn wir uns im Vollbesitz unserer körperlichen und geistigen Kräfte befinden (McEwen, 1998). Stress, Belastung und Krankheit stellen hingegen eine allostatische Last dar, welche zu einer chronischen Über- oder Unterforderung der körperlichen Anpassungssysteme führen kann. Dadurch nutzt sich die Fähigkeit zur Allostase ab (Borsook et al., 2012; McEwen, 1998). Die allostatische Last lässt sich im Gehirn von Erwachsenen physiologisch durch ein verringertes Volumen des Hypocampus (relevant für Gedächtnisleistungen, aber auch für Emotionen) und durch Strukturveränderungen im weißen Gehirngewebe, die ebenfalls mit Gedächtnisleistungen zusammenhängen, nachweisen (Borsook et al., 2012)

Die Stressreaktion wird somit erst dann zu einem gesundheitlichen Risiko, wenn sie sich aufgrund von anhaltender Konfrontation mit bedrohlichen Situationen chronifiziert – genau diese Gefahr bringen viele soziale Stressoren am Arbeitsplatz mit sich, da sie in der Regel über längere Zeiträume wirken: der Zeitdruck ist von Dienstbeginn bis zum Feierabend spürbar, unzureichendes Feedback lässt des Öfteren die Frage aufkommen, ob die Arbeit eigentlich korrekt verrichtet wird, und ein rüder Umgangston unter den Kollegen ruft immer wieder Unverständnis und negative Gefühle hervor. Haben betroffene Mitarbeiter keine Möglichkeiten, diesen dauerhaften Stressoren entgegenzuwirken, kann es sein, dass sie in einen Zustand andauernder Alarmbereitschaft geraten und die Stressreaktion sich nicht mehr abbaut. Ein Ungleichgewicht zwischen Phasen starker körperlicher und geistiger Aktivierung und Zeiten der Entspannung führt über kurz oder lang zu einem »Raubbau am Körper«, der zu einer Vielzahl von Erkrankungen bzw. erhöhten Erkrankungsrisiken und körperlichen Beschwerden führen kann (Flier et al., 1998).

1.3.1.2 Direkte körperliche Auswirkungen von chronischem Stress

In der Folge werden diese Zusammenhänge an einigen Krankheitsbildern illustriert, die eine besonders enge Verbindung zu Stress aufweisen.

So ist es erstens möglich, dass eine chronische Stressreaktion die Entstehung eines Diabetes mellitus begünstigen kann (Quick et al., 2013). Durch eine erhöhte Cortisolausschüttung kommt es im Rahmen der Stressreaktion zu einer verstärkten Freisetzung von Glukose in die Blutbahn, was das Risiko erhöht, auch dauerhaft einen erhöhten Blutzuckeranteil aufzuweisen. Die erhöhte Cortisolausschüttung führt zudem zu einer Drosselung des Immunsystems, was die Krankheitsanfälligkeit von chronisch gestressten Personen erhöhen kann. Dieser Zusammenhang konnte auch in einem eindrucksvollen Experiment nachgewiesen werden. Forscher fügten einer Gruppe von Probanden eine 3,5 cm lange Wunde am Arm zu und beobachteten dann den Verlauf des Heilungsprozesses. Die Hälfte der Probanden bestand aus Personen, die demenzkranke Angehörige pflegten. Es wurde angenommen, dass diese Personen ein chronisch erhöhtes Stressniveau aufweisen. Die andere Hälfte wurde nicht durch pflegebedürftige Angehörige belastet und hatte ein durchschnittlich ausgeprägtes Stressniveau. Die Forscher stellten fest, dass die Wunde bei der Gruppe der pflegenden Angehörigen deutlich langsamer heilte und nach fünf Wochen noch deutlich größer war als bei der Vergleichsgruppe (Kiecolt-Glaser et al., 1995).

Zweitens gibt es einen Zusammenhang zwischen Belastung durch den Arbeitsplatz und einem erhöhten Risiko für Herz-Kreislauf- Erkrankungen (Karasek/Theorell, 1992; Siegrist, 1996b). Unter anderem steigt durch Stress das Risiko, eine Arteriosklerose zu entwickeln. Diese wird durch eine Verhärtung und Verengung der Arterien charakterisiert, womit Arteriosklerose zu einem schwerwiegenden Risikofaktor für Herzerkrankungen, Herzinfarkte und Schlaganfälle wird. Doch wie kann es durch eine anhaltende Stressreaktion zu einer Schädigung der Arterien kommen? Durch die Stressreaktion kommt es zu einer vermehrten Freisetzung von Fettsäuren als Energielieferanten für die großen Muskelgruppen. Zudem erhöht sich der Blutdruck. Durch einen chronisch erhöhten Blutdruck verlieren die Gefäßwände an Elastizität, sodass ihre Fähigkeit, sich zu weiten, eingeschränkt wird. Darüber hinaus kann der erhöhte Blutdruck zu Schädigungen an den Gefäßwänden führen, sodass es dort zur Ablagerung von Fetten und anderen Stoffen kommen kann. Dadurch wird eine Verengung und Verhärtung der Arterien gefördert. Ist der Anteil an Fettsäuren im Blut aufgrund einer chronifizierten Stressreaktion erhöht, muss die Leber mehr LDL-Cholesterin produzieren, um diese wieder abzubauen. So kann der Anteil an schädlichem Cholesterin durch Stress ansteigen, wodurch sich das Risiko für Herz-Kreislauf-Erkrankungen erhöht (Siegrist, 1996b).

Exkurs: Kurzfristige körperliche Beschwerden durch Stress

Stress kann auch zu körperlichen Beschwerden führen, wenn er nur kurzfristig andauert. So kann zum Beispiel der Anblick eines Aktenbergs das Wohlbefinden eines Mitarbeiters unmittelbar verschlechtern, indem die Verdauungsprozesse – im Zuge der Stressreaktion – heruntergefahren werden und der Mitarbeiter sogleich mit Magenproblemen zu kämpfen hat (Nixon et al., 2011). Die verstärkte Wahrnehmung von Kopfschmerzen im Kontext einer Belastungssituation kann dadurch erklärt werden, dass, für das Schmerzempfinden bedeutsame, Nervenstränge bei Stress besonders empfindlich sind (Nixon et al., 2011). Die Wahrnehmung von Rücken- und Nackenschmerzen wird darüber hinaus durch das vermehrte Auftreten von Muskelkrämpfen bei Stressbelastungen begünstigt (Quick et al., 2013).

Am Beispiel der Migräne lässt sich auch die langfristige Gefährlichkeit solcher kurzfristigen Beschwerden zeigen. Die Migräne stellt eine »Volkskrankheit« dar, unter der zwischen 11 % und 17 % der Bevölkerung leiden (Borsook et al., 2012). Migräne äußert sich durch heftige Kopfschmerzattacken, die von Symptomen wie Übelkeit, Licht- und Geräuschempfindlichkeit sowie neurologischen Störungen (z. B. körperliche Missempfindungen) begleitet werden. Je nach Häufigkeit der Kopfschmerzattacken und nach Schwere der Begleiterscheinungen stellt Migräne eine starke allostatische Last dar, und zwar teilweise kontinuierlich, das heißt auch in beschwerdefreien Intervallen. Im Fall von Migräne können der ursprünglich einmalige Stressor Kopfschmerz und Begleitsymptome zu einem Dauerstressor werden (Borsook et al., 2012), wenn er eine Kaskade an dysfunktionalen Verhaltensweisen in Gang setzt: So kann es infolge einer Migräneattacke zum Beispiel zu Schlafstörungen durch Erwartungsangst vor Migräne kommen. Infolge solcher Veränderungen entsteht eine allostatische Last, die es einer Person zunehmend schwerer macht, sich an in der Folge auftretende Stressoren (z. B. erneute Migräneattacken) zu gewöhnen und mit ihnen umzugehen. Die Stressoren führen stattdessen zu verstärkten Stressreaktionen, die die allostatische Last zusätzlich erhöhen. Schließlich kann es durch die chronische Stressreaktion zu Belastungsreaktionen wie Depressionen kommen (Borsook et al., 2012). Ähnliche Prozesse werden für andere Krankheitsbilder angenommen (McEwen, 2003).

1.3.1.3 Indirekte körperliche Auswirkungen von chronischem Stress

Wie einleitend erwähnt, kann Stress am Arbeitsplatz auch insofern als Risiko für die körperliche Gesundheit betrachtet werden, als er zu schädlichen Verhaltensweisen wie beispielsweise Rauchen, Alkoholkonsum oder ungesundem Essverhalten führen kann (Siegrist/Rödel, 2006). Viele Menschen kennen diese Verhaltensweisen: eine Zigarettenpause hilft kurzfristig, einer unangenehmen Situation zu entkommen, und ein Stück Schokoladentorte hilft, trübe Gedanken zu vertreiben. Schon Augustinus (345–430 v. Chr.) wusste:»Die Seele ernährt sich von dem, worüber sie sich freut«.

Für dieses Phänomen gibt es unterschiedliche Erklärungsansätze. Verhaltenspsychologisch orientierte Ansätze betonen, dass Stressphasen zu einem Mangel an positiven Erlebnissen (sog.»Verstärkern«) führen (Lewinsohn/Graf, 1973). Viele Menschen haben im Laufe ihrer Entwicklung jedoch Möglichkeiten kennengelernt, sich durch bestimmte Erlebnisse positive Gefühle zu verschaffen. Auf diese Möglichkeiten wird in Stressphasen zurückgegriffen. Da es in der Regel darum geht, sich schnell positive Gefühle zu verschaffen, wird häufig auf bestimmte Genussmittel zurückgegriffen – zum Beispiel auf Süßigkeiten und Knabbergebäck, Zigaretten oder Alkohol. Physiologische Erklärungsansätze beziehen das»Glückshormon« Dopamin ein. Eine chronifizierte Stressreaktion kann dazu führen, dass es zu Störungen bei der Freisetzung von Dopamin im Gehirn kommt, sodass das Gehirn nicht über genügend Dopamin verfügt, um einen Zustand des Wohlbefindens aufrechtzuerhalten. In der Folge kann ein Verlangen nach Suchtmitteln wie Tabak, Alkohol oder Zucker entstehen, da diese Substanzen die Dopamin-Freisetzungen im Gehirn stimulieren (Blum et al., 2000). Dass der übermäßige Konsum dieser Wirkstoffe mit einer Vielzahl von gesundheitlichen Risiken einhergeht, ist weiten Teilen der Bevölkerung bewusst. So kann beispielsweise davon ausgegangen werden, dass die häufigste Todesursache in Deutschland – chronische, durch Arteriosklerose verursachte Herzkrankheiten – in bis zu einem Drittel der Fälle durch Tabakkonsum verursacht wird (Quick, 2013). Zudem erhöhen die hier benannten risikoreichen Verhaltensweisen die Wahrscheinlichkeit, an Diabetes mellitus zu erkranken. Demnach können psychische Belastungen am Arbeitsplatz das Risiko, an Herzerkrankungen und Diabetes mellitus zu erkranken, sowohl direkt durch die Auswirkungen einer chronifizierten Stressreaktion als auch durch risikoreiche Verhaltensweisen indirekt vermittelt, erhöhen. Deshalb muss festgehalten werden, dass eine Stressprävention am Arbeitsplatz auch die Prävention körperlicher Erkrankungen bedeutet.

1.3.1.4 Psychische Gesundheit

In der Allgemeinbevölkerung ist die Vorstellung, dass die Entstehung psychischer Störungen als Form von Belastung mit Stress zusammenhängt, weit verbreitet (Jorm et al., 2005). Wie es häufig der Fall ist, haben solche Heuristiken, d. h. einfache, effiziente Denkregeln, einen wahren Kern, der sich auch wissenschaftlich bestätigen lässt. So hat eine Vielzahl von Studien Hinweise darauf geliefert, dass Stress im Allgemeinen eng mit der Entstehung und dem Verlauf von psychischen Störungen verknüpft ist (McEwen, 2004). In der Psychologie und der Medizin wird diese Erkenntnis in dem wohl am weitesten verbreiteten Erklärungsmodell zur Entstehung psychischer Störungen genutzt, dem sogenannten Vulnerabilitäts-Stress- bzw. Diathese-Stress-Modell (Ingram/Luxton, 2005). Dieses Modell beschreibt, dass psychische Störungen dann entstehen, wenn eine persönliche Vulnerabilität, d. h. eine Verletzlichkeit für die Entwicklung dieser Störung, mit stressauslösenden Erlebnissen zusammentrifft. Eine solche Verletzlichkeit kann zum Beispiel durch genetische Faktoren wie einer familiären Vorbelastung bedingt sein, aber auch durch einen niedrigen sozioökonomischen Status der Herkunftsfamilie (d. h. eine niedrige Bildung und/oder Armut) oder bestimmte Persönlichkeitseigenschaften wie dem häufigen Erleben negativer Emotionen.

Das Gegenteil von Vulnerabilität ist Resilienz, d. h. die Disposition, trotz vielfältiger und starker Stressoren relativ gesund zu bleiben (Rutter, 1987) (▶ Kap. 1.2.2). Dabei können sich Vulnerabilität bzw. Resilienz als Kontinuum vorgestellt werden (Vollebergh et al., 2001). Das heißt, dass jeder Mensch mit einer höheren oder niedrigeren Verletzlichkeit für die Entwicklung bestimmter psychischer Störungen ausgestattet ist. Menschen mit einer höheren Verletzlichkeit für eine bestimmte psychische Störung entwickeln diese Störung ggf. schon bei geringem Stress, während Menschen, deren Verletzlichkeit für die Entwicklung dieser psychischen Störung niedriger ausgeprägt ist, ggf. auch bei hohem Stress diese Störung nicht entwickeln. Stressoren können dabei alle einschneidenden Lebensereignisse sein, also positive wie negative Ereignisse. Im beruflichen Kontext könnten zum Beispiel der Beginn einer neuen Stelle oder eine Beförderung, aber auch eine Kündigung oder Mobbing solche stressauslösenden Ereignisse darstellen.

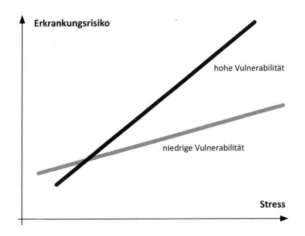

Abb. 1.5: Das Vulnerabilitäts-Stress-Modell

Wie aber kann Stress dann dazu führen, dass die Wahrscheinlichkeit, eine psychische Störung zu entwickeln, ansteigt? Es gibt einige Anhaltspunkte dafür, dass Stress, wenn er eine gewisse Stärke und Dauer aufweist (d. h. zu Belastung wird), zu anatomischen und physiologischen Veränderungen im Gehirn führt. Diese Veränderungen erhöhen dann die Wahrscheinlichkeit, dass die betroffene Person an einer psychischen Störung erkrankt. Dies muss nicht sofort passieren, sondern es reicht aus, dass Stress »neurologische Narben« im Gehirn hinterlässt, was wiederum die Vulnerabilität für die Entwicklung einer bestimmten psychischen Störung langfristig erhöht. Zu den bekannten Veränderungen, die Stress im Gehirn auslösen kann, gehören eine Verkleinerung von Hippocampus und Präfrontalen Cortex' (wahrscheinlich bedingt durch die Ausschüttung des Stresshormons Cortisol) sowie eine Vergrößerung der Amygdala (Kang et al., 2012; Kim/Diamond, 2002; McEwen, 2001, 2004). Diese neurologischen Veränderungen finden sich wiederum häufig bei Personen mit psychischen Störungen wie Depressionen und Angststörungen (Campbell/MacQueen, 2004; Revest et al., 2009), aber auch bei Zwangsstörungen (Atmaca et al., 2008).

In Industrienationen verbringen die meisten Menschen im erwerbsfähigen Alter einen großen Teil ihrer Lebenszeit bei der Arbeit (Hochschild, 1993; Schor, 1993). Durch diese zentrale Rolle von Arbeit sollte berufliches Stresserleben schon rein quantitativ einen relativ großen Einfluss auf die psychische Gesundheit und das Wohlbefinden haben (Fischer et al., 2014). Zudem befriedigt Arbeit wichtige psychologische Bedürfnisse wie Kompetenzerleben, Autonomie und soziale Zugehörigkeit (Gagne/Deci, 2005; ► Kap. 1.1.1). Wenn es auf der Arbeit zu Störungen kommt, können diese Bedürfnisse möglicherweise nicht mehr befriedigt werden. Tatsächlich zeigt Stress durch den Arbeitsplatz einen deutlichen Zusammenhang mit psychischen Störungen. Mit der Entwicklung der Burnout-Forschung wurde dieser Zusammenhang »institutionalisiert«, indem berufliches Stresserleben und daraus folgende Belastung per Definition als Auslöser des Burnout-Syndroms festgelegt wurde. Die robustesten Zusammenhänge sind bisher zwischen Stress durch den Arbeitsplatz und der Entwicklung von Depressionen gefunden worden (Bonde, 2008; Netterstrom et al., 2008). Hohe berufliche Anforderungen gepaart mit geringem Entscheidungsspielraum am Arbeitsplatz erhöhen laut einer Meta-Analyse von Bonde (2008) das Risiko für depressive Störungen, wobei sich dieser Zusammenhang bei Männern besonders stark zeigt. Zu ähnlichen Ergebnissen kamen Kawakami, Haratani, and Araki (1992), die einen Zusammenhang zwischen geringem Entscheidungsspielraum sowie mangelnder sozialer Unterstützung am Arbeitsplatz und depressiven Störungen feststellten. Kouvonen et al. (2008) identifizieren ebenfalls einen Zusammenhang zwischen geringem sozialen Kapital am Arbeitsplatz (d. h. tragfähigen sozialen Beziehungen) und Depressionen. Aber auch die Entstehung anderer psychischer Störungen können durch Stresserleben am Arbeitsplatz begünstigt werden. Stansfeld and Candy (2006) finden in einer Meta-Analyse Zusammenhänge zwischen dem beruflichem Stresserleben einerseits und einem Ungleichgewicht zwischen Verausgabung und Belohnung mit der Entstehung von Depressionen sowie von Angst- und Zwangsstörungen andererseits. Nieuwenhuijsen, Bruinvels, and Frings-Dresen (2010) identifizieren Zusammenhänge zwischen stressbedingten psychischen Beschwerden einerseits und hohen beruflichen Anforderungen, geringem Entscheidungsspielraum, mangelnder sozialer Unterstützung, mangelnder Verfahrensgerechtigkeit sowie einem Ungleichgewicht zwischen Verausgabung und Belohnung auf der Arbeit anderseits.

Exkurs: Burnout

Lange war in der Fachwelt umstritten, ob Burnout ein eigenständiges Krankheitsbild oder nicht lediglich eine spezifische Form der Depression darstellt. Obwohl Burnout auch noch heute keine offizielle psychische Störung im Sinne der psychiatrischen Diagnosemanuale darstellt, ist die Existenz von Burnout als eigenständiges Krankheitsbild mittlerweile weitgehend akzeptiert. Unter Burnout wird eine anhaltende Stressreaktion auf chronische emotionale und soziale Stressoren am Arbeitsplatz verstanden (Maslach/Goldberg, 1998). Von Depressionen generell abgegrenzt werden kann Burnout durch seinen Arbeitsplatzbezug, d. h. depressive Verstimmungen und Ängste treten vor allem in Bezug auf die Arbeit auf, während bei Depressionen in der Regel alle Lebensbereiche betroffen sind (Maslach et al., 2001). Allerdings ist es möglich, dass ein Burnout in eine Depression übergeht. Schnelle und professionelle Hilfe ist somit in beiden Fällen wichtig.

Zusammengefasst hängt Stress, wenn er eine gewisse Dauer und Stärke aufweist, mit einem erhöhten Risiko für die Entwicklung von psychischen Störungen wie Depressionen, Angst- und Zwangsstörungen zusammen, insbesondere wenn er mit einer bestehenden Verletzlichkeit zusammentrifft. Durch die zentrale Bedeutung von Arbeit sowohl im zeitlich-quantitativen als auch im psychologisch-qualitativen Sinne stellt berufliches Stresserleben damit einen wichtigen Risikofaktor für die Entwicklung psychischer Störungen dar.

1.3.2 Sozialleben

Neben gesundheitlichen Folgen kann sich Belastung auch durch eine negative Entwicklung des Soziallebens äußern. Stellen Sie sich vor, Sie verteilen als Führungskraft Aufgaben in Ihrem Unternehmen, und haben hierfür mehrere Mitarbeiter zur Auswahl. Nun gilt es, eine sehr prestigeträchtige und wichtige Aufgabe zu verteilen, für die alle Mitarbeiter im engeren Kreis ihrer Auswahl gleichermaßen qualifiziert sind. Allerdings wirkt einer dieser Mitarbeiter seit einiger Zeit sehr gestresst. Wem wird die Aufgabe zugeteilt? Wahrscheinlich werden Sie sich nicht dazu entscheiden, einem bereits gestresst wirkenden Mitarbeiter die Aufgabe zuzuteilen, entweder, weil Sie den Mitarbeiter nicht zusätzlich belasten möchten oder weil Sie um die Qualität der Aufgabenerledigung fürchten. Auf lange Sicht kann dies dazu führen, dass Mitarbeiter, die langfristig unter starkem Stress stehen, berufliche Nachteile erleiden. Dieser Ablauf wird als Strömungs-Hypothese beschrieben (Zapf et al., 1996). Eine Strömung bewegt eine Person sanft in eine bestimmte Richtung, ohne dass dies für diese Person unmittelbar wahrnehmbar sein muss. Langfristig kann eine Strömung jedoch eine starke Kraft entfalten. So kann andauernder, starker Stress im Extremfall in der Arbeitslosigkeit oder in prekären Beschäftigungsverhältnissen enden: Ein Mitarbeiter ist langfristig stark gestresst. Dadurch entwickelt er Magenprobleme, was häufigere Fehltage zur

Folge hat. Wenn der Mitarbeiter zur Arbeit kommt, kann er sich nur schlecht konzentrieren und liefert immer schlechtere Arbeitsprodukte ab. Wird diesem Mitarbeiter gekündigt, sinken dessen Möglichkeiten, wieder einen ähnlichen guten Job zu bekommen. Eventuell wird dieser ehemalige Mitarbeiter dann eine Stelle annehmen, die einen niedrigeren sozialen Status beinhaltet und deshalb mit stärkeren Stressoren (z. B. Hitze, Lärm, Schichtarbeit) und niedrigeren Ressourcen (Gehalt, Sozialleistungen, Aufstiegsmöglichkeiten) einhergeht. Dies kann dann wiederum zu noch mehr Disstress und Belastung führen. Zusätzlich gibt es auch innerhalb von Unternehmen Möglichkeiten, gestresst und überfordert wirkende Mitarbeiter in weniger verantwortungsvolle Positionen zu versetzen (Zapf et al., 1996), mit identischen negativen Folgen für den Mitarbeiter.

1.3.3 Motivation, Leistung und Zufriedenheit

In den vorhergehenden Abschnitten wurde dargestellt, inwieweit psychische Belastungen am Arbeitsplatz die körperliche und psychische Gesundheit von Mitarbeitern gefährden können. Es zeigte sich, dass eine belastende Arbeitsumwelt drastische Konsequenzen für die einzelnen Mitarbeiter haben kann. Neben diesen individuellen Folgen, ist aber auch mit Einbußen für das Unternehmen zu rechnen. Psychische Belastungen am Arbeitsplatz stehen z. B. im Zusammenhang mit niedriger Arbeitszufriedenheit, hoher Fluktuation, schlechteren Leistungen und einer größeren Anzahl an Fehltagen, sodass wirtschaftliche Nachteile entstehen. In diesem Abschnitt sollen diese Zusammenhänge beschrieben und es soll herausgearbeitet werden, warum die Prävention und Umgestaltung psychischer Belastungssituationen einen Beitrag zum wirtschaftlichen Erfolg eines Unternehmens leisten können.

1.3.3.1 Abwesenheit vom Arbeitsplatz

Ein erhöhtes gesundheitliches Risiko aufgrund von psychischen Belastungen führt zu einer erhöhten Anzahl an Fehltagen und damit zu Mehrkosten für das Unternehmen – dieser Zusammenhang erscheint besonders klar. Abwesenheit vom Arbeitsplatz in Folge psychischer Belastungen soll nun aber etwas differenzierter betrachtet werden. Fehltage, die aus krankheitsbedingter Arbeitsunfähigkeit resultieren, sollen von solchen unterschieden werden, die ihren Ursprung eher im Unwillen (zur Arbeit zu gehen) haben. Ausdrücklich betont sei an dieser Stelle, dass Abwesenheit ohne das Vorliegen krankheitsbedingter Arbeitsunfähigkeit auch als Folge psychischer Belastungen verstanden werden kann. Das Fernbleiben vom Arbeitsplatz kann als eine Form des Protests gegen demoralisierende Arbeitsbedingungen, oder als Kompensation für diese, gesehen werden. Wir haben es im Fall von »freiwilliger« Abwesenheit nicht zwangsläufig mit »Blaumachen« zu tun. Nein, derartiges Verhalten kann gar als der einzige Ausweg verstanden werden, den ein Mitarbeiter sieht, um sich vor stark belastenden Situationen zu schützen (Bakker et al., 2003). Ein Anhaltspunkt dafür, dass Mitarbeiter das Fernbleiben vom Arbeitsplatz als Strategie zur Bewältigung von Stress in Betracht ziehen, ist eine hohe Frequenz der Abwesenheit. Damit ist eine hohe Anzahl von

Krankmeldungen innerhalb eines bestimmten Zeitraums gemeint – unabhängig von der jeweiligen Dauer der Abwesenheit. Langandauernde Abwesenheit wird hingegen mit krankheitsbedingter Arbeitsunfähigkeit assoziiert (Bakker et al., 2003). Eine solche Bewertung von Fehltagen ist natürlich für die Betrachtung einer einzelnen Person nicht sinnvoll, zu groß ist die Wahrscheinlichkeit von Fehlschlüssen. Beobachtet man solche Phänomene jedoch auf einer größeren Ebene, zum Beispiel über Abteilungen oder Standorte großer Unternehmen, dann können diese Daten einen Hinweis auf psychisch belastende Arbeitsumgebungen geben.

1.3.3.2 Präsentismus

Psychische Belastungen können aber nicht nur dazu führen, dass Mitarbeiter wegen psychischer Belastungen oder wegen deren Folgeerkrankungen der Arbeit fernbleiben. Psychische Belastungen können ebenso dazu führen, dass Mitarbeiter trotz Arbeitsunfähigkeit zur Arbeit kommen. Darüber freuen sich Unternehmen – könnte man meinen. Präsentismus führt aber insgesamt zu einem wirtschaftlichem Schaden für das Unternehmen (Goetzel et al., 2004), der die Kosten für Arbeitsunfähigkeit übersteigt: Erkrankte Mitarbeiter arbeiten weniger produktiv (Pilette, 2005), begehen mehr Fehler (Letvak et al., 2012), verschlechtern ihre eigene Gesundheit, fallen langfristig länger aus und stecken zu allem Überfluss weitere Mitarbeiter an. Unternehmen sollten daran interessiert sein, dass gesunde Mitarbeiter bei der Arbeit sind, kranke Mitarbeiter sich jedoch auskurieren und schnell wieder gesund werden. Doch wie kommt es zu Präsentismus? Präsentismus kann zum Beispiel entstehen, wenn die Abteilung eines Unternehmens unterbesetzt ist und deshalb unter großem Druck arbeitet. Wird nun ein Mitarbeiter aus dieser Abteilung krank, wird er zögern, sich zu Hause auszukurieren, weil er seine Kollegen nicht im Stich lassen möchte. Präsentismus ist hier Folge von Aufopferung. In Unternehmen, in denen Krankheit als Schwäche oder als Drückebergerei gilt, kann diese Unternehmens- und Führungskultur Ursache von Präsentismus sein.

1.3.3.3 Job Performance

Stressauslösende Arbeitsbedingungen können die Performance von Mitarbeitern verschlechtern, was zu wirtschaftlichen Einbußen für ein Unternehmen führen kann. Um diesen Zusammenhang zwischen psychischen Belastungen und unternehmerischen Kosten darzustellen, wird an dieser Stelle auf einen englischen Terminus zurückgegriffen, da der deutsche Begriff »Arbeitsleistung« zu kurz greift. Während unter Arbeitsleistung in erster Linie das nach Quantität und Qualität bewertbare Ergebnis eines Arbeitsprozesses verstanden wird, beschreibt Job Performance, inwieweit die Verhaltensweisen eines Mitarbeiters den Zielen der Organisation zuträglich sind (Campbell et al., 1990). Damit sind sowohl arbeitsplatzspezifische Verhaltensweisen, wie der Umgang mit bestimmten Arbeitsmitteln oder die Kommunikation mit Kunden gemeint, wie auch allgemeinere Verhaltensweisen wie der Umgang mit Kollegen und die Inanspruchnahme von Weiterentwicklungsmöglichkeiten. Starke Stressoren am Arbeitsplatz, wie etwa unklare Erwartungen des Vorgesetzten, können dazu führen, dass Mitarbeiter vermehrt aggressive Verhaltensweisen wie Sabotageakte oder Feindseligkeit zeigen (Chen/Spector, 1992). Eine mögliche Erklärung für solche Verhaltensweisen besteht darin, die in stressauslösenden Situationen aufgestaute Energie »abzulassen« – die Kampf-bereitschaft auszuleben (►Kap. 1.2). Sabotageakte führen dazu, dass Unter-nehmen ihre Ziele schwerer erreichen können, denn Sabotage kann zu unge-plantem Stillstand von Maschinen, erhöhtem Materialeinsatz, Reparaturen oder gar Arbeitsunfällen führen – allesamt Umstände, die bedeutsamen negativen Ein-fluss auf betriebswirtschaftliche Kennzahlen haben. Feindseligkeit durch belastete Mitarbeiter kann die Performance des gesamten Teams beeinträchtigen (Quick et al., 2013). Ein weiteres Beispiel für schwache Performance ist Zynismus ge-genüber Kunden in Folge von psychischer Belastung. Tätigkeiten, bei denen Mit-arbeiter mit starken Gefühlen konfrontiert werden und bei denen von ihnen kon-tinuierlich angemessene emotionale Reaktionen abverlangt werden, können dazu führen, dass zynische Verhaltensweisen entwickelt werden, um sich vor weiteren emotionalen Belastungen zu schützen (►Kap. 3.6.1).

1.3.3.4 Arbeitszufriedenheit

Es gibt Menschen, die ihren beruflichen Alltag genießen, sei es wegen der netten Kollegen, der anregenden Tätigkeit oder der zahlreichen Möglichkeiten, sich weiterzuentwickeln. Und es gibt Menschen, für die ist Arbeit lediglich Mittel zum täglichen Broterwerb – ein in Kauf zu nehmendes Übel. Zwischen diesen beiden Extrema spannt sich die Dimension der Arbeitszufriedenheit auf. Mit Arbeits-zufriedenheit ist also das Ausmaß gemeint, in dem Menschen ihre Arbeit mögen oder eben nicht (Spector, 1997). Arbeitszufriedenheit ist somit vor allem eine Frage der persönlichen Einstellung. Diese Einstellung kann als Wertung der eigenen Ar-beit als Ganzes verstanden werden, oder sie kann als Geflecht von Bewertungen der verschiedenen Aspekte des Arbeitslebens gesehen werden (Spector, 1997). Wie verhalten sich psychische Belastungen und Arbeitszufriedenheit zueinander? Sie sind zwei Seiten derselben Medaille. Diejenigen Aspekte, die Forscher als wichtig für Arbeitszufriedenheit identifiziert haben, entsprechen weitgehend denen, die wir im zweiten und dritten Kapitel dieses Buches als mögliche Belastungsfaktoren herausstellen. Das ist insofern keine Überraschung, als davon auszugehen ist, dass stressauslösende Arbeitsbedingungen die Einstellung gegenüber dem Arbeitsplatz negativ beeinflussen bzw. deren Abwesenheit zu einer positiven Bewertung führt. So finden sich die häufig als Facetten von Arbeitszufriedenheit benannten Aspekte Bezahlung, Aufstiegsmöglichkeiten und Wertschätzung (z. B. Hackman/Oldham, 1976; Smith et al., 1969) in dem Belastungsfaktor »Ungleichgewicht zwischen Verausgabung und Belohnung« (►Kap. 3.5) wieder. Entsprechend wurde fest-gestellt, dass ein Ungleichgewicht zwischen Verausgabung und Belohnung in einem Zusammenhang mit verringerter Arbeitszufriedenheit steht (Li et al., 2005). Dieser Zusammenhang gilt ebenso für die Belastung durch Rollenkonflikte (►Kap. 3.2) (Sullivan/Bhagat, 1992).

Die Ansatzpunkte zur Stressprävention, die im zweiten und dritten Teil dieses Buches vorgestellt werden, bieten also auch die Möglichkeit, die Arbeitszufriedenheit Ihrer Mitarbeiter zu erhöhen. Denn eine niedrige Arbeitszufriedenheit ist eng mit der für Unternehmen oft kostspieligen Absicht verbunden, den Arbeitsplatz zu wechseln (Lambert et al., 2001), denn im Fall einer Kündigung müssen unter anderem Mittel für die Neuausschreibung, Einstellungsgespräche, ärztliche Eignungsuntersuchungen und diverse administrative Tätigkeiten aufgebracht werden (Cascio/Boudreau, 2010). Hinzu kommen verminderte Leistungen während der Einarbeitungszeit und zusätzliche Belastungen für die einarbeitenden Kollegen. Viele Forscher verstehen Wechselabsichten sogar primär als Resultat geringer Arbeitszufriedenheit (Bluedorn, 1982; Mobley et al., 1979).

Psychische Belastungen am Arbeitsplatz können also nicht »nur« die körperliche und psychische Gesundheit von Mitarbeitern sowie deren Sozialleben beinträchtigen, sondern auch vermittelt über eine häufigere Abwesenheit vom Arbeitsplatz, Präsentismus, Performanceeinbußen und verringerter Arbeitszufriedenheit zu negativen Folgen für Unternehmen führen. Umso interessanter wird deshalb die Frage, was Unternehmen gegen psychische Belastung bei Mitarbeitern tun können. Im nächsten Abschnitt wird dieses Thema behandelt.

1.4   Was können Unternehmen tun?

1.4.1   Mögliche Ansatzpunkte

Grundsätzlich gibt es drei verschiedene Ebenen, auf denen Maßnahmen zur Reduktion von Belastungen durch den Arbeitsplatz ansetzen können. In Abb. 1.6 werden die möglichen Ansatzpunkte illustriert: Erstens ist es möglich, bei den organisationalen Rahmenbedingungen eines Unternehmens anzusetzen (»Unternehmenskultur«). Eine zweite Möglichkeit besteht darin, bei den Arbeitsplatzcharakteristika anzusetzen (»Arbeitsplätze«). Drittens ist es möglich, bei den Verhaltensweisen von Mitarbeitern anzusetzen (»Mitarbeiter«). Es gibt Hinweise darauf, dass die Arbeitsbedingungen für die psychische Gesundheit von Mitarbeitern stärker ausschlaggebend sind als deren individuelle Persönlichkeiten und Erfahrungen (Maslach/Leiter, 2001). Deshalb wird sich in diesem Buch für die Vorstellung von Interventionsmöglichkeiten auf die beiden Ebenen der Unternehmenskultur und der Arbeitsplätze konzentriert. Möglichkeiten zur individuellen Prävention und Gesundheitsförderung finden sich zum Beispiel bei Renneberg and Hammelstein (2006).

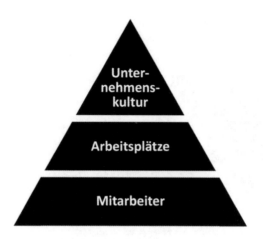

Abb. 1.6: Ansatzpunkte, um Arbeitsplatzbelastungen zu reduzieren

1.4.2 Mögliche Strategien

Es existieren verschiedene Strategien, um ein gesundes Unternehmen zu führen. Es ist zunächst primär zwischen Prävention und Gesundheitsförderung zu unterscheiden. Prävention zielt auf die Reduktion oder Beseitigung von Belastung im Unternehmen ab (Belastungsorientierung). Gesundheitsförderung hingegen hat das Ziel, gesundheitsförderliche Ressourcen zu stärken, und so Gesundheit und Wohlbefinden zu erhöhen (Ressourcenorientierung). Im Rahmen von Prävention wird zwischen Primärprävention, Sekundärprävention und Tertiärprävention unterschieden. Primärprävention zielt auf die Reduktion oder Eliminierung von Stressoren ab, um die Entstehung von Stress zu verhindern. Wenn Stress erst einmal entstanden ist, beschäftigt sich Sekundärprävention mit der Früherkennung und Behandlung von Stress. Tertiärprävention strebt an, Belastung bzw. Disstress – wenn schon durch Stressoren und Stress entstanden – zu reduzieren. In Rückgriff auf die möglichen Ansatzpunkte Unternehmenskultur, Arbeitsplatz und Mitarbeiter wird schließlich zwischen Verhältnisprävention und Verhaltensprävention unterschieden. Die Veränderung der Unternehmenskultur sowie die Veränderung der Arbeitsplätze ändern die Verhältnisse, und werden somit als Verhältnisprävention bezeichnet. Die Veränderung auf der Mitarbeiterebene ändert hingegen das Verhalten des Mitarbeiters, weswegen dies als Verhaltensprävention bezeichnet wird.

Als Ansatzpunkte wird in den folgenden Kapiteln somit auf die Unternehmenskultur und die Arbeitsplatzbedingungen fokussiert, d. h. auf Möglichkeiten der Verhältnisprävention in Unternehmen, um Belastung von Mitarbeitern durch die Arbeit zu verhindern oder zu reduzieren. Werden diese vielfältigen Strategien systematisch gebündelt, spricht man von Betrieblichem Gesundheitsmanagement (BGM). Betriebliches Gesundheitsmanagement kann als Teil einer übergreifenden, auf soziale Verantwortungsübernahme angelegten Unternehmensstrategie fungieren. In Abb. 1.7 finden Sie Möglichkeiten zur Gesundheitsförderung, wie sie in Unternehmen unserer UBalance-Studie durchgeführt werden.

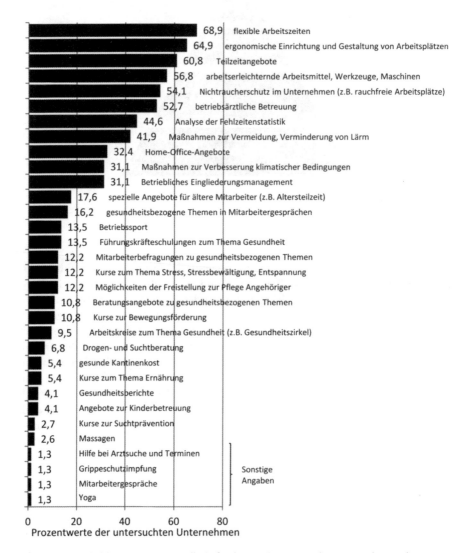

68,9	flexible Arbeitszeiten
64,9	ergonomische Einrichtung und Gestaltung von Arbeitsplätzen
60,8	Teilzeitangebote
56,8	arbeitserleichternde Arbeitsmittel, Werkzeuge, Maschinen
54,1	Nichtraucherschutz im Unternehmen (z.B. rauchfreie Arbeitsplätze)
52,7	betriebsärztliche Betreuung
44,6	Analyse der Fehlzeitenstatistik
41,9	Maßnahmen zur Vermeidung, Verminderung von Lärm
32,4	Home-Office-Angebote
31,1	Maßnahmen zur Verbesserung klimatischer Bedingungen
31,1	Betriebliches Eingliederungsmanagement
17,6	spezielle Angebote für ältere Mitarbeiter (z.B. Altersteilzeit)
16,2	gesundheitsbezogene Themen in Mitarbeitergesprächen
13,5	Betriebssport
13,5	Führungskräfteschulungen zum Thema Gesundheit
12,2	Mitarbeiterbefragungen zu gesundheitsbezogenen Themen
12,2	Kurse zum Thema Stress, Stressbewältigung, Entspannung
12,2	Möglichkeiten der Freistellung zur Pflege Angehöriger
10,8	Beratungsangebote zu gesundheitsbezogenen Themen
10,8	Kurse zur Bewegungsförderung
9,5	Arbeitskreise zum Thema Gesundheit (z.B. Gesundheitszirkel)
6,8	Drogen- und Suchtberatung
5,4	gesunde Kantinenkost
5,4	Kurse zum Thema Ernährung
4,1	Gesundheitsberichte
4,1	Angebote zur Kinderbetreuung
2,7	Kurse zur Suchtprävention
2,6	Massagen
1,3	Hilfe bei Arztsuche und Terminen
1,3	Grippeschutzimpfung
1,3	Mitarbeitergespräche
1,3	Yoga

Sonstige Angaben

0   20   40   60   80
Prozentwerte der untersuchten Unternehmen

Abb. 1.7: Möglichkeiten zur Gesundheitsförderung in Unternehmen aus der UBalance-Studie (2014)

1.4.2.1 Corporate Social Responsibility (CSR) und psychosoziale Gesundheitsförderung

Sicher haben Sie den Begriff »Corporate Social Responsibility« (CSR) schon einmal gehört. Heute preist fast jedes Unternehmen, dass es nicht nur effizient wirtschaftet, sondern auch soziale Verantwortung übernimmt, mit diesem Schlagwort. Doch was versteht man eigentlich unter CSR? Laut der Initiative des Bundesministeriums für Arbeit und Soziales »CSR in Deutschland« beschreibt CSR die freiwillige Übernahme von gesellschaftlicher Verantwortung durch Unternehmen und andere Organisationen, die über die reine Wahrung von rechtlichen Pflichten hinausgeht (»Compliance«). Die Europäische Kommission definiert CSR als die Verantwortung, die Unternehmen für ihre Auswirkungen auf die Gesellschaft übernehmen (EuropäischeKommission, 2011). Häufig wird auch vom »Drei-Säulen-Modell der CSR« gesprochen, das postuliert, dass nachhaltige Entwicklung eines Unternehmens nur dann möglich ist, wenn ökonomische, ökologische und soziale Aspekte gleichermaßen berücksichtigt werden (Crane/Matten, 2004). Abzugrenzen ist CSR von Corporate Responsibility (CR) sowie von Nachhaltigkeit und Corporate Citizenship (CC) (Bassen et al., 2005): CR umfasst als Oberbegriff unternehmerische Verantwortung als Tätigkeitsfeld eines Unternehmens. Darunter fallen CSR und auch CC, welches alle bürgerschaftlichen Aktivitäten eines Unternehmens als Teil eines Gemeinwesens umfasst, z. B. Spenden und Sponsoring. Im Unterschied dazu umfasst CSR laut Bassen et al. (2005) hingegen die gesellschaftliche Verantwortung von Unternehmen in *allen* Bereichen der Unternehmenstätigkeit, weshalb CSR als das umfassendere Konzept verstanden werden kann. CSR zahlt sich für Unternehmen in vielfältiger Art und Weise aus. Unter anderem verbessern sich durch eine überzeugende CSR-Strategie das Image des Unternehmens, Wettbewerbsfähigkeit, während sich Kosten und Risiken minimieren (Carroll/Shabana, 2010). Generell kann also davon ausgegangen werden, dass ein überzeugendes CSR-Konzept Unternehmen strategische Vorteile bringen kann (Jain et al., 2011).

Exkurs: Die Geschichte unternehmerischer Verantwortung in Deutschland

Auch wenn der Begriff Corporate Social Responsibility modern klingt: Die Übernahme von Verantwortung durch Unternehmer und Unternehmen hat in Deutschland eine lange Tradition. Der Begriff des »ehrbaren Kaufmanns« kam bereits im Mittelalter auf. Zunächst war der »ehrbare Kaufmann« ein rein deskriptiver Begriff und bezeichnete den sozialen Status des Trägers als Mitglied der sog. ehrbaren Stände (Klink, 2008). Über die folgenden Jahrhunderte entwickelte sich der Begriff »ehrbarer Kaufmann« dann zu einem Idealbild des Kaufmanns, dessen Handeln sich durch Achtbarkeit, Tugendhaftigkeit und Nachhaltigkeit auszeichnete. Zudem entwickelte sich in Deutschland das Mäzenatentum, das seine Blüte während des Deutschen Kaiserreichs fand. Ende des 19. und Anfang des 20. Jahrhunderts entwickelte sich die Übernahme gesellschaftlicher Verantwortung dann weg von der Förderung von Einzelpersonen hin zur Wohlfahrt für ganze Mitarbeiterschaften. So übernahmen Unternehmer wie Alfred Krupp oder Hermann Wilhelm Lueg gesellschaftliche Verantwortung durch kostenlose medizinische Versorgung und die Bereitstellung von

Wohnungen für ihre Mitarbeiter (Bassen et al., 2005). In den 1960er- und 1970er-Jahren waren die materiellen Bedürfnisse der Mitarbeiterschaft in der Regel so weit erfüllt, dass psychosoziale Probleme stärker in den Fokus der unternehmerischen Verantwortung rückten. Die sog. »Job-Redesign«-Bewegung (Hackman/Oldham, 1976) drängte darauf, Autonomie im Arbeitsalltag nicht nur in der industriellen Führungsetage, sondern auch in der Arbeiterschaft zu erhöhen, wodurch Kontrolle über die eigene Arbeit zu einem geflügelten Wort der unternehmerischen Verantwortungsübernahme wurde (von dem Knesebeck et al., 2009). In den letzten 20 Jahren wurden dann umfassende betriebliche Gesundheitsförderungsprogramme (»Betriebliches Gesundheitsmanagement, BGM«) in Unternehmen immer populärer, zunächst stärker somatisch orientiert, seit einiger Zeit im Zuge der »Burnout-Epidemie« mit zunehmendem Fokus auf psychischen Faktoren.

Wie verhalten sich CSR und BGM zueinander? Zunächst sind beide relativ freiwillige Verhaltensweisen durch den Arbeitgeber. CSR stellt eine freiwillige Verantwortungsübernahme dar. BGM geht als Gesundheitsförderung über den reinen Arbeitsschutz hinaus, der gesetzlich vorgeschrieben ist und durch die Verpflichtung der »Psychischen Gefährdungsbeurteilung« mittlerweile um psychologische Variablen ergänzt worden ist. Tatsächlich überschneiden sich CSR und BGM aber noch stärker als durch ihre bloße Freiwilligkeit. Generell kann im Rahmen von CSR unterschieden werden zwischen internen und externen CSR-Praktiken (Bondy et al., 2004). Externe CSR-Praktiken richten sich zum Beispiel an Zulieferer und Kunden, während sich interne CSR-Praktiken vor allem an die eigenen Mitarbeiter wenden (Jain et al., 2011). Damit stehen die Förderung der psychischen Gesundheit von Mitarbeitern und intern ausgerichtete CSR-Praktiken in einem unmittelbaren inhaltlichen Zusammenhang, der bisher allerdings kaum beleuchtet worden ist (Zwetsloot et al., 2008). Dies ist verwunderlich, weil die Förderung der psychosozialen Mitarbeitergesundheit als CSR-Maßnahme eigentlich eine Win-Win-Situation wäre, in der sowohl die Mitarbeiter durch eine bessere psychosoziale Gesundheit als auch das Unternehmen durch positives Employer Branding profitieren könnten (Jain et al., 2011). In der Praxis werden diese Synergieeffekte laut Autoren jedoch bisher kaum genutzt. Auf der Basis ihrer Umfragen schlagen Jain et al. (2011) deshalb einen CSR-inspirierten Ansatz zur psychosozialen Gesundheitsförderung vor. Sie geben Führungskräften, Entscheidern in Unternehmen und Beratern folgende hilfreiche Hinweise für eine Verbindung beider Konzepte für Gestalter im Unternehmen:

- Verständnis: Stellen Sie sicher, dass der strategische Vorteil von psychosozialen Gesundheitsförderungsmaßnahmen durch die Führungskräfte und Verantwortungsträger im Unternehmen erkannt wird.
- Integration: Integrieren Sie psychosoziale Belange in Unternehmensstrategien, Pläne und Prozesse der Organisationsentwicklung.

- Balance: Schaffen Sie eine gute Balance zwischen 1. einem systematischen betrieblichen Gesundheitsmanagement zur Förderung der psychischen Gesundheit von Mitarbeitern, 2. der Schaffung von Unternehmenswerten und deren Übernahme durch die Mitarbeiter und 3. organisationalen Lernprozessen zu Themen aus 1. und 2.
- Bewusstsein: Seien Sie sich der Auswirkungen von Belastungen im Unternehmen auf die Gesellschaft als Ganzes ebenso bewusst wie deren Auswirkungen auf die Unternehmensergebnisse.
- Vernetzung: Vernetzen Sie sich mit Interessengruppen und Multiplikatoren im Umfeld Ihres Unternehmens, zum Beispiel Krankenkassen, Familienmitgliedern und Sozialversicherungsträgern.
- Somit lässt sich feststellen, dass die Förderung der psychosozialen Gesundheit von Mitarbeitern einen wichtigen Aspekt interner CSR-Strategien darstellt. Aus der Verbindung der Konzepte betriebliche Gesundheitsförderung mit Schwerpunkt Psyche und CSR können sich vielfältige Vorteile sowohl für Unternehmen als auch für Mitarbeiter ergeben. Die Implementierung von Maßnahmen der betrieblichen Gesundheitsförderung mit Schwerpunkt Psyche kann und sollte also auch mit einem Fokus auf CSR durchgeführt werden.

1.4.3 Mögliche Konsequenzen

Kein gesundes Unternehmen ohne gesunde Mitarbeiter – Gesundheitsförderung zahlt sich aus.

Um die Wende zum 20. Jahrhundert sagte der Schriftsteller Paul Ernst: »Die heutigen Menschen glauben, dass man die Arbeit so einrichten müsse, dass sie möglichst viel Ertrag abwerfe. Das ist ein falscher Glaube; man muss die Arbeit so einrichten, dass sie die Menschen beglückt«. Geprägt von der Erfahrung einer außerordentlich komplexen Umwelt, können wir zu Beginn des 21. Jahrhunderts eine Perspektive einnehmen, von der aus wir mehr erkennen als nur Schwarz und Weiß: der wirtschaftliche Erfolg eines Unternehmens ist von dem Wohlbefinden seiner Mitarbeiter abhängig und das Wohlbefinden wiederum kann sich vor allem dann einstellen, wenn wirtschaftliche Erfolge zu verzeichnen sind – Unternehmen sind dynamische Systeme, die auf dem Wechselspiel zwischen verschiedenen Bereichen (z. B. Mitarbeiter, Organisationsstruktur, Technologie, Unternehmensziele) fußen (Quick et. al, 2013). Investitionen in das Wohlbefinden von Mitarbeitern können somit als eine ähnlich wirtschaftlich sinnvolle Investition verstanden werden wie bspw. die Investition in neue Technologien. Auf die Frage, in welchen Bereichen Investitionen getätigt werden sollten, um das Wohlbefinden von Mitarbeitern zu verbessern, stellten Grawitch, Gottschalk, and Munz (2006) fünf Bereiche vor, die im Fokus gesundheitsbewusster und wirtschaftlich erfolgreicher Verantwortungsträger stehen: Work-Life-Balance, Mitarbeiterentwicklung (betrifft u. a. Fortbildungsangebote und herausfordernde Aufgabenstellungen), Arbeitssicherheit, Anerkennung von Leistung und die Einbindung der Belegschaft in Entscheidungsprozesse.

Wie fruchtbar entsprechende Aktivitäten tatsächlich sein können, soll nun anhand zweier Beispiele aus der Praxis dargestellt werden. Die erste Erfolgsgeschichte betrifft das Work-Life Programm des IT-Giganten IBM.

Ein wichtiger Pfeiler der Unternehmenskultur bei IBM ist die Auffassung, dass eine hohe Lebensqualität der Mitarbeiter, sowohl bei als auch außerhalb der Arbeit, zu Erfolg in beiden Bereichen führt. Vielfältige Aktivitäten mit dem Fokus Work-Life-Balance werde bei IBM deshalb als eine Notwendigkeit verstanden, um auf dem Markt erfolgreich agieren zu können. Denn nur so kann eine talentierte Belegschaft »angelockt«, gehalten und motiviert werden (Hill et al., 2006). Wie konnte sich eine solch gesunde Unternehmenskultur entwickeln? In den siebziger Jahren stellte IBM sehr viele junge Frauen mit Abschlüssen von Top-Universitäten ein und investierte sehr viel Geld in die Ausbildung dieser Talente. In den achtziger Jahren brachten viele dieser Frauen Kinder auf die Welt und es wurde immer deutlicher, dass eine Vollzeit-Karriere kaum mit den Erfordernissen elterlicher Fürsorge zu vereinbaren ist. IBM reagierte und startete in den achtziger Jahren ein erstes Work-Life Programm, das u. a. die Einführung von Gleitzeit, die finanzielle Unterstützung hochwertiger Kinderbetreuung und das Angebot von Mutterschaftsurlaub beinhaltete. Seit der Einführung dieses Programms ist man bei IBM bemüht, die Work-Life Aktivitäten kontinuierlich zu optimieren. Beispielsweise wurden Angebote zur Flexibilisierung von Arbeitszeit und Arbeitsort (z. B. Gleitzeit und »Home Office«) auf die gesamte Belegschaft ausgedehnt und gemäß eines fortschrittlichen Rollenverständnisses wurde der »Mutterschaftsurlaub« zum »Elternurlaub«. Um die Qualität der Work-Life Aktivitäten zu sichern und auf neue Bedürfnisse der Mitarbeiter bei der Ausbalancierung von Arbeits- und Privatleben aufmerksam zu werden, führt IBM regelmäßig Mitarbeiterbefragungen durch. In 2004 wurden beispielsweise 98.000 »IBMer« in 79 Staaten rund um den Globus zum Thema Work-Life-Balance befragt. Allein der Umstand, dass IBM regelmäßig solch umfangreiche, und somit auch sehr kostenintensiven Umfragen durchführt, lässt darauf schließen, wie förderlich Work-Life Aktivitäten für die Gesundheit von Mitarbeitern und ihre Leistungsfähigkeiten sein können – wie sehr sich entsprechende Investitionen lohnen. So zeigte sich beispielsweise, dass Gleitzeitmodelle Müttern nicht nur ermöglichen, mehr Zeit für den Nachwuchs aufzubringen, sondern auch zu weniger Fehlzeiten in besonderen Phasen der Mutterschaft führen, was sich unmittelbar positiv auf betriebswirtschaftliche Kennzahlen niederschlägt. Des Weiteren zeigte sich, dass unzureichende Vereinbarkeit von Arbeits- und Privatleben ein starker Kündigungsgrund für die Leistungsträger des Unternehmens wäre, sodass gesagt werden kann, dass ein beständiger Fokus auf der Work-Life-Balance von Unternehmensseite Bedingung für Konkurrenzfähigkeit, Innovation und niedrige Fluktuationskosten ist.

Eine ausführlichere Behandlung des Themas Arbeit und Familie finden Sie in Kapitel 3.

Das zweite Beispiel zeigt, dass die Förderung des Mitarbeiter-Wohlbefindens nicht nur eine ähnlich wirtschaftlich sinnvolle Investition sein kann wie die Investition in neue Technologien, sondern, dass die Förderung des Mitarbeiter-Wohlbefindens auch eine Investition in den technologischen Fortschritt eines Unternehmens sein kann – ganz im Sinne der Annahme, Unternehmen seien dynamische Systeme, in denen die unterschiedlichen Bereiche voneinander abhängig sind und sich gegenseitig bereichern können (siehe oben).

Um den Profit zu steigern und um der gesellschaftlichen und ökologischen Verantwortung des Unternehmens gerecht zu werden, wurde in dem dänischen Fischerverarbeitungsunternehmen RahbekFisk beschlossen, den Gebrauch von Technologien und die Organisation der Arbeit dahingehend zu optimieren, dass der Verbrauch natürlicher Ressourcen (Wasser und Energie) reduziert wird und die Gesundheit der Arbeitnehmer gefördert wird (Busck, 2006). Man erkannte die Chance, »zwei Fliegen mit einer Klappe zu schlagen« und beschloss, das wertvolle Erfahrungswissen der Mitarbeiter zu nutzen, um den Einsatz der Produktionsmittel zu optimieren und gemeinschaftlich an der Entwicklung des Unternehmens zu arbeiten. Das Wohlbefinden der Mitarbeiter wurde also dadurch gefördert, dass man sie in Entscheidungsprozesse eingebunden hat (ausführliche Informationen darüber, warum der Bereich »Einbindung der Mitarbeiter« sehr wichtig für das Wohlbefinden einer Belegschaft ist und wie entsprechende Weiterentwicklungsmaßnahmen noch aussehen können, finden Sie im Abschnitt »Fairness«). Konkret sah das so aus, dass die 300 Mitarbeiter des Unternehmens (vorwiegend ungelernte Frauen) in einem Zeitraum von zwei Jahren zweimal jeweils zwei Wochen lang an Workshops teilnahmen, in denen u. a. die täglichen Arbeitserfahrungen als wertvolles und nützliches Erfahrungswissen festgehalten wurden und die Notwendigkeit eines achtsamen Verbrauchs natürlicher Ressourcen vermittelt wurde. Dies mündete in der Ausarbeitung von Konzepten zur Optimierung von Technologie-Einsatz und Arbeitsorganisation bei RahbekFisk. Zwischen den beiden Workshop-Phasen fand ein vierwöchiges »Praktikum« im Unternehmen statt, während dessen die Mitarbeiter Zeit hatten, Verbesserungsmöglichkeiten zu identifizieren und zu dokumentieren. Die Einbindung der Mitarbeiter beschränkte sich dabei nicht auf die Workshops und das »Praktikum«. Um die Berücksichtigung von Mitarbeitervorschlägen langfristig zu sichern und in einen kontinuierlichen Weiterentwicklungsprozess einzubinden, wurden regelmäßige Gesprächsrunden eingeführt, in denen entsprechender Austausch stattfinden kann. Die Investition in das Programm war ein Erfolg: die Vorschläge der Mitarbeiter stellten sich als sehr wertvoll heraus und hatten bedeutsamen Einfluss auf Veränderungsprozesse, die zu einem deutlich niedrigeren Ressourceneinsatz führten. So konnte der Stromverbrauch um 20 % gesenkt werden und der Wasserverbrauch gar um 40 %. Ein ökonomischer Mehrwert konnte des Weiteren dadurch erlangt werden, dass die Arbeitsmotivation der Mitarbeiter stieg. Das kann dadurch erklärt werden, dass die Mitarbeiter die Erfahrung machten, als Einzelperson und gemeinsam im Team etwas bewirken zu können. Die Experten, die das Programm begleiteten, gehen in diesem Zuge auch davon aus, dass das Selbstbewusstsein der Mitarbeiter gestärkt wurde, was mit einem verbesserten Wohlbefinden zu assoziieren ist.

1.5 Gute Arbeit! Von Arbeit als Ressource

In diesem Buch soll es darum gehen, wie Arbeit gesundheitsförderlich gestaltet werden kann. Dazu gehört es auch, Möglichkeiten aufzuzeigen, wie potentiell negative Auswirkungen von Arbeit auf die psychische Gesundheit verringert oder verhindert werden können. Dies soll allerdings nicht implizieren, dass Arbeit per se mit Gefahren für die psychische Gesundheit einhergeht. Zwar assoziieren viele Menschen Arbeit mit Stress[2], aber zu dem in der Lit eratur viel zitierten »Doppelcharakter der Arbeit« gehören ebenso ihre positiven Auswirkungen auf die psychische Gesundheit und das Wohlbefinden.

1.5.1 Arbeitslosigkeit schlägt auf die Psyche

Die Gesundheitsförderlichkeit von Arbeit wurde erstmals in klassischen soziologischen Studien wie der Marienthal-Studie untersucht (Jahoda et al., 1960). Zunächst geschah dies dadurch, dass die Auswirkungen des *Verlusts* von Arbeit und von Arbeitslosigkeit auf die psychische Gesundheit untersucht wurden. Als im österreichischen Marienthal Anfang der 1930er-Jahre die einzige Fabrik des Dorfes schloss, wurden auf einen Schlag fast alle Einwohner des Ortes arbeitslos. Eine Forschergruppe um die Sozialwissenschaftler Jahoda, Lazarsfeld, Zeisel und Schenk-Danziger untersuchte am Beispiel der Marienthaler Fabrikschließung die psychosozialen Folgen von Langzeitarbeitslosigkeit. Psychosoziale Folgen sind dabei die psychischen und sozialen Folgen eines bestimmten Ereignisses. Die psychosozialen Folgen einer Entlassung können kurzfristig zum Beispiel eine depressive Verstimmung sein (psychische Komponente) und ein niedrigeres Einkommen (soziale Komponente; ▶ Kap. 1.3).

Als Hilfsprogramm getarnt, sammelten die Forscher im Kontakt zu den Marienthaler Bürgern eine große Menge an Informationen. Die Langzeitarbeitslosigkeit der Marienthaler Bürger zeigte vielfältige medizinische, soziale und psychologische Auswirkungen. So verschlechterte sich zum Beispiel der Ernährungszustand der Kinder in betroffenen Familien und das bisher rege öffentliche Leben,

---

2 Wenn man die ursprüngliche mittel- und althochdeutsche Bedeutung des Begriffs Arbeit als Anstrengung, Mühsal oder Plage betrachtet (Duden, 2013), ist dies wohl kein neues Phänomen.

das sich zum Beispiel durch regelmäßige Tanzveranstaltungen gezeigt hatte, kam quasi zum Erliegen. Zudem identifizierten die Forscher mit »Ungebrochenheit«, »Resignation«, »Verzweiflung« sowie »Apathie« vier Reaktionstypen auf die Erfahrung von Arbeitslosigkeit, von denen die meisten Bewohner laut der Wissenschaftler alle vier Reaktionstypen wie Stadien von der Ungebrochenheit hin zur Apathie durchliefen.

1.5.2 I don't like Sundays

»Am siebten Tage sollst du ruhen« heißt es im Alten Testament, doch offenbar macht diese Maxime viele Menschen nicht glücklich. Der Sinnforscher Viktor Frankl beschrieb als erster das Phänomen des »Sonntagsblues«, das beschreibt, dass viele Menschen sich sonntags im Vergleich zu allen anderen Wochentagen durchschnittlich am schlechtesten fühlen (Frankl, 1959). Andere Studien sind zu ähnlichen Ergebnissen gekommen (Akay/Martinsson, 2009). Nun werden Sie vielleicht einwerfen: »Klar, den Leuten hat es am Sonntag schon vor dem Arbeitsbeginn am Montag gegraut, deshalb fühlten sie sich so schlecht!« Akay und Martinsson zeigten aber auch, dass sich Angestellte in einem Vollzeit-Beschäftigungsverhältnis montags zufriedener zeigten als am Wochenende.

1.5.3 Der Mensch arbeitet nicht fürs Brot allein

Bereits in den 1950er-Jahren führten Morse and Weiss (1955) Studien durch, die zeigten, dass der Großteil der Menschen auch dann weiterarbeiten würde, wenn sie plötzlich so viel Geld hätten, dass dies gar nicht mehr nötig wäre. Im Zuge der aktuellen Diskussion um ein bedingungsloses Grundeinkommen sind solche Forschungsergebnisse wieder interessant geworden. In Befragungen der Befürworter eines bedingungslosen Grundeinkommens gaben 90 % der Befragten an, auch mit einem bedingungslosen Grundeinkommen weiterarbeiten zu wollen (allerdings glaubten 80 % der Befragten, die anderen täten dies nicht). Das heißt, auch heute arbeiten die meisten Menschen nicht nur zur Existenzsicherung, sondern müssen auch andere Beweggründe haben.

Lange Zeit lag der Fokus auf die potentiell schädlichen Auswirkungen von Arbeit, vor allem im Rahmen der Burnoutforschung (Leiter/Maslach, 1988), aber auch im Kontext von Emotionsarbeit (Hochschild, 1983) und der zunehmenden örtlichen und zeitlichen Entgrenzung von Arbeit (Vilhelmson/Thulin, 2001). Diese Forschungsarbeiten waren und sind wichtig. Sie dürfen von der Allgemeinheit allerdings nicht so rezipiert werden, dass moderne Arbeit generell gesundheitsgefährdend sei. Noch immer ist sie für viele Quelle der Inspiration, des Glücks und der Sinnfindung. In den letzten Jahren widmeten sich Wissenschaftler im Zuge der Positiven Psychologie und der positiven Organisationsforschung (Cameron et al., 2003; Luthans, 2002; Seligman, 2003) konkret der Fragestellung, welche Faktoren zu Wohlbefinden bei und durch die Arbeit führen. Es wurden neue Forschungsgebiete geschaffen. Mit Thriving, Sinn und Flow werden drei dieser Gebiete kurz vorgestellt.

1.5.4 Thriving bei der Arbeit

Thriving (dt. blühen, gedeihen) beschreibt einen Zustand, in dem eine Person bei der Arbeit Vitalität und Lernen erlebt (Spreitzer et al., 2005). Thriving geht mit einem Gefühl von Lebendigkeit und Wachstum einher. Wenn Personen bei der Arbeit Thriving erleben, fühlen sie eine tiefe Begeisterung. Die Thriving-Theorie baut auf der bekannten Selbstbestimmungstheorie der Motivation auf (Ryan/Deci, 2000), die postuliert, dass das Verhalten von Menschen sowohl hedonistisch (d. h. glücksorientiert) als auch eudaimonistisch (d. h. wachstumsorientiert) motiviert ist. Thriving beinhaltet mit positiven Gefühlen und persönlichem Wachstum genau diese beiden von Ryan und Deci postulierten Aspekte.

Thriving geht mit vielfältigen positiven kognitiv-emotionalen, gesundheitlichen und sozialen Konsequenzen einher (Porath et al., 2012; Spreitzer et al., 2012): Menschen, die Thriving erleben, zeigen höhere Ausprägungen von Performance, Commitment und Engagement. Sie verfügen über eine bessere körperliche und psychische Gesundheit, und haben weniger Fehltage bei der Arbeit. Sie verfügen über mehr Resilienz bei arbeitsbezogenen Schwierigkeiten, über bessere Beziehungen zu ihren Kollegen und über mehr Kooperationsbereitschaft.

1.5.5 Sinnerleben bei der Arbeit

Der Sinn der Arbeit beschreibt, wie viel Bedeutung eine Person ihrer Arbeit zuschreibt, sowohl für sich selbst, als auch für andere, im jetzt und für zukünftige Generationen. Das Ausmaß an Sinn, das Menschen in ihrer Arbeit finden, unterscheidet sich stark. In einer Studie von Wrzesniewski, McCauley, Rozin, and Schwartz (1997) zeigte sich, dass etwa jeweils ein Drittel der Befragten angibt, ihre Arbeit als bloße Möglichkeit zum Erwerb von Einkommen (»Jobber«), als Karrieremöglichkeit (»Karrieristen«) oder als Tätigkeit, die ihnen per se Freude macht (»Berufene«), zu sehen.

Rosso, Dekas, and Wrzesniewski (2010) haben sich in der Folge in einer umfassenden Literaturrecherche mit der Fragestellung beschäftigt, welche Faktoren dazu beitragen, dass Menschen Sinn bei ihrer Arbeit erleben. Sie identifizierten sieben Faktoren: Die Arbeit vermittelt dem Arbeitenden ein Gefühl der *Authentizität*, d. h. sie erlaubt, Erfahrungen zu machen, die mit den eigenen Einstellungen, Werten und Überzeugungen in Einklang stehen. Die Arbeit vermittelt dem Ausführenden ein Gefühl der *Selbstwirksamkeit*, d. h. der Kompetenz, bedeutsame Dinge erreichen und verändern zu können. Die Arbeit stärkt das *Selbstwertgefühl* des Arbeitenden, indem sie ihm vermittelt, ein wertvolles Mitglied der Organisation und der Gesellschaft zu sein. Die Arbeit gibt dem Arbeitenden ein Gefühl der *Bestimmung*. Die Arbeit ermöglicht dem Ausführenden *Zugehörigkeit* zu einer sozialen Gruppe. Die Arbeit vermittelt dem Arbeitenden ein Gefühl der *Transzendenz*, d. h. des Kontakts zu etwas Höherem. Und die Arbeit fördert das *kulturelle und interpersonelle Verständnis* des Arbeitenden. Zusammen tragen diese Faktoren dazu bei, dass die eigene Arbeit als »sinn-voll« erlebt werden kann.

1.5.6   Flow bei der Arbeit

Wie viel Zeit man tatsächlich mit einer Aufgabe verbringt und wie man diese Zeit wahrnimmt, unterscheidet sich stark. Manchmal haben wir einen Flow, die Zeit an einer Aufgabe vergeht wie im Flug, wir fühlen uns produktiv und die Arbeit macht Spaß. An anderen Tagen sitzt man an einer Aufgabe und hat das Gefühl, die Zeit würde stehenbleiben, und nichts geht voran. Flow beschreibt einen Zustand des Aufgehens in einer Tätigkeit, die man trotz hoher Beanspruchung gut unter Kontrolle hat, d. h. hohe Fähigkeiten und hohe Beanspruchung halten sich die Waage (Csikszentmihalyi, 1975; Csikszentmihalyi/Lefevre, 1989; Rheinberg et al., 2007). Der Flow-Zustand stellt einen Bereich des optimalen Funktionierens dar (▶ Abb. 1.4). Während des Erlebens von Flow können das Selbst, Raum und Zeit verschmelzen. Das Konzept des Flows stammt aus der Freizeitforschung, weil Flow zunächst beim Sport, Musizieren oder bei der Malerei beobachtet wurde. Später stellte sich heraus, dass Flow häufiger bei der Arbeit berichtet wird als in der Freizeit (Csikszentmihalyi/Lefevre, 1989). Das häufige Erleben von Flow ist mit positiven psychologischen Konsequenzen wie Arbeitszufriedenheit und Enthusiasmus assoziiert (Bryce/Haworth, 2002).

Zusammenfassend lässt sich feststellen, dass Arbeit neben Stress auch viele positive psychologische Zustände wie Thriving, Sinnerleben und Flow hervorruft, die sich langfristig förderlich auf die psychische Gesundheit auswirken. Beim Flow-Erleben gibt es bereits erste Hinweise auf hilfreiche Wirkung bei der Behandlung von Depressionen (Reinhardt et al., 2008). Die ressourcenzentrierte Betrachtungsweise von Arbeit ist somit auch bei der Betrachtung der durch sie ausgelösten Risiken wichtig, um dem Doppelcharakter der Arbeit gerecht zu werden.

1.6   Zusammenfassung Kapitel 1

Die Arbeitswelt ist im Wandel begriffen. Auf gesellschaftlich-politischer Ebene, in den Unternehmen und an den Arbeitsplätzen ist es in den letzten Jahrzehnten zu tiefgreifenden Veränderungen gekommen. Gleichzeitig erwarten Mitarbeiter in Zeiten relativer materieller Sicherheit von ihrer Arbeit die Erfüllung ihrer psychologischen Bedürfnisse nach Kompetenz, Autonomie und sozialer Zugehörigkeit. Viele Unternehmen gelingt es jedoch nicht, diese Bedürfnisse zu befriedigen, denn chronischer Disstress und Belastung durch die Arbeit sind in vielen Industriestaaten ein weit verbreitetes Problem. Belastung entsteht, wenn Unternehmen nicht erfolgreich präventiv gegen Stressoren und Stress auf der Arbeit vorgehen. Belastung kann nicht nur persönliches Leid verursachen, sondern durch Fehlzeiten, Präsentismus, niedrige Performance und Arbeitszufriedenheit zu enormen Kosten für betroffene Unternehmen führen. Unternehmen sollten im Rahmen von Verhältnisprävention vor allem an der Unternehmenskultur und den Arbeitsplätzen der Mitarbeiter ansetzen, um Gesundheit zu fördern und gesundheitliche Risiken zu minimieren. Werden diese Strategien systematisch gebündelt, spricht man von Betrieblichem Gesundheitsmanagement (BGM). Eine Einbindung von BGM in eine übergreifende Unternehmensausrichtung auf Übernahme sozialer Verantwortung (Corporate Social Responsibility) erscheint sinnvoll. Denn wenn Arbeit gesund gestaltet wird, kann sie als wichtige Ressource für Gesundheit, Wohlbefinden und Weiterentwicklung fungieren.

2 Die Organisation im Fokus: Wenn die Unternehmenskultur zu Belastung bei Mitarbeitern führt

2.1 Einleitung

Erfolgreiche Maßnahmen, um Belastungen durch den Arbeitsplatz zu reduzieren, sollten immer auch auf Organisationsebene ansetzen. Dies liegt erstens am Bedeutungsgewinn von Organisationen. Unternehmen stellen eine Gruppe von Organisationen neben staatlichen, religiösen und Non-Profit-Organisationen dar. Organisationen haben sowohl auf politisch-gesellschaftlicher als auch auf individueller Ebene in den letzten Jahrzehnten stark an Bedeutung gewonnen. Insbesondere Großkonzerne sind die neuen »Big Player« auf der Weltbühne des 21. Jahrhunderts. Doch nicht nur auf der politisch-gesellschaftlichen Ebene, auch für das individuelle Leben ihrer Mitarbeiter haben Unternehmen an Bedeutung gewonnen, auch, weil die Grenzen zwischen Arbeit und Privatleben zunehmend verschwimmen. Der vielen Deutschen ursprünglich »heilige« Feierabend ist auf dem Weg zum Anachronismus, seit internetgestützt immer und überall gearbeitet werden kann (► Kap. 3.3), und Unternehmen zunehmend auch die Freizeit ihrer Mitarbeiter organisieren. Dies geht weit über altbekannte Angebote wie Betriebssport hinaus. So bietet Google seinen Angestellten den ganzen Tag über kostenlose Gourmet-Mahlzeiten an. Facebook besitzt eigene Reinigungen, in denen die Kleidung der Angestellten auf Wunsch gewaschen und getrocknet wird. Bei Twitter können sich Programmierer nach dem Ende der formellen Arbeitszeit in Kalifornien unter anderem als Winzer versuchen. Diese und weitere Angebote führen dazu, dass die Trennung zwischen Arbeits- und Freizeit, aber auch zwischen Kollegen und Freunden aufgehoben werden. Wer für einen »Big Player« arbeitet, wird zudem eine erhöhte Identifikation mit seinem Arbeitgeber aufweisen, die Teil des Selbstwertgefühls werden kann (Dutton et al., 1994; Mael/Ashforth, 1992). In den folgenden Abschnitten werden mit Fairness, Leistungsrückmeldung, Wertschätzung und Anerkennung sowie psychologischer Sicherheit organisationale Faktoren vorgestellt, die sich für die psychische Gesundheit von Mitarbeitern als besonders wichtig herausgestellt haben.

2.2 Fairness

2.2.1 Einleitung, Begriffsklärung und wissenschaftlicher Hintergrund

Unter Fairness bzw. Gerechtigkeit versteht man ein sozial und ethisch angemessenes Verhalten. Was als fair bezeichnet wird, ist gesellschaftlich geprägt sowie historischen und kulturellen Veränderungen unterworfen. Fairness ist ein integraler Bestandteil des Wirtschafts- und Arbeitslebens. Viele Firmen verpflichten sich in ihrer Unternehmensphilosophie unter dem Schlagwort »Corporate Social Responsibility« (CSR, ▶ Kap. 1.4) zu Fairness gegenüber Mitarbeitern, Zulieferern und Kunden. Darüber hinaus wird Fairness wird aber auch zunehmend zum wichtigen Faktor für ein erfolgreiches Unternehmensmarketing. So lassen sich Unternehmen zunehmend mit entsprechenden Siegeln zertifizieren, um einen fairen Umgang mit ihren personellen Ressourcen zu signalisieren.

Aber nicht nur nach außen, auch innerhalb des Unternehmens ist Fairness wichtig. Von Führungskräften und Verantwortungsträgern in Unternehmen wird ein gerechter Umgang mit ihren Mitarbeitern erwartet. Generell wird im Zusammenhang mit Gerechtigkeit im Unternehmen zwischen Verteilungsgerechtigkeit, Verfahrensgerechtigkeit, interpersonaler und informationaler Gerechtigkeit unterschieden (Colquitt, 2001). Verteilungsgerechtigkeit bedeutet, dass alle Ressourcen und Stressoren im Unternehmen fair verteilt werden. Dies kann zum Beispiel bedeuten, dass an alle Mitarbeiter eines Unternehmens angemessene Gehälter gezahlt werden. Aber auch, dass in wirtschaftlich schwierigen Zeiten Gehaltskürzungen bei allen Mitarbeitern durchgesetzt werden, nicht nur in einzelnen Abteilungen oder auf niedrigen Hierarchiestufen. Diese Art der Gerechtigkeit bezieht sich also auf das Entscheidungsergebnis. *Verfahrensgerechtigkeit* bedeutet, dass die Art und Weise, wie diese Entscheidungen getroffen werden, fair gestaltet ist. Diese Art der Gerechtigkeit bezieht sich also auf den Entscheidungsprozess. Dies kann zum Beispiel bedeuten, dass Führungskräfte ihre Mitarbeiter vor wichtigen Entscheidungen anhören, und Beschlüsse gegenüber den betroffenen Mitarbeitern erklären und begründen. *Interpersonale Gerechtigkeit* bezieht sich auf die Art und Weise, wie betroffene Mitarbeiter im Rahmen der Entscheidungsfindung behandelt werden. *Informationale Gerechtigkeit* schließlich bezieht sich auf die Informationsvermittlung durch die entscheidende Person, d. h., ob alle von ihr erteilten Informationen wahrheitsgemäß und vollständig sind. In diesem Kapitel soll es schwerpunktmäßig um Verfahrensgerechtigkeit gehen, weil sich diese im Zusammenhang mit Stress und Belastung von Mitarbeitern als besonders bedeutsam herausgestellt hat.

2.2.2 Auswirkungen von Fairness

Das Vorhandensein oder das Fehlen von Verfahrensgerechtigkeit hat vielfältige Konsequenzen für Mitarbeiter, Führungskräfte und das Unternehmen als Ganzes. Wenn Mitarbeiter den Eindruck haben, dass Entscheidungen und Prozesse in ihrem

Arbeitsumfeld fair getroffen werden, berichten sie über eine höhere Arbeitszufriedenheit (Schmitt/Dörfel, 1999), eine stärkere emotionale Verbundenheit zum Arbeitgeber (ein höheres »Commitment«; (Korsgaard et al., 1995), und eine bessere körperliche Gesundheit (Schmitt/Dörfel, 1999)). Zudem kann eine hohe Verfahrensgerechtigkeit bei der Arbeit die negativen Auswirkungen von Konflikten zwischen Arbeits- und Privatleben auf den Mitarbeiter abpuffern (Siegel et al., 2005). Wenn Verfahrensgerechtigkeit hoch ist, führen solche Stressoren durch mangelnde Vereinbarkeit zwischen Arbeits- und Privatleben nicht zu den üblichen Reaktionen wie sinkendes Engagement und höhere Fehlzeiten. Wichtige Entscheidungen werden deutlich stärker von den Mitarbeitern mitgetragen, wenn diese in den Prozess der Entscheidungsfindung eingebunden worden sind, statt nur dessen Ergebnisse akzeptieren zu müssen. Für Führungskräfte und Verantwortungsträger im Unternehmen ist Verfahrensgerechtigkeit somit zentral, denn sie führt dazu, dass die Mitarbeiter und das Unternehmen »am selben Strang ziehen«. Übrigens ist Verfahrensgerechtigkeit besonders wichtig für die Mitarbeiter, wenn die Verteilungsgerechtigkeit im Unternehmen eher niedrig ist (Brockner/Wiesenfeld, 1996). Wenn es bei wichtigen Entscheidungen – wie zum Beispiel Kündigungen – hingegen an Verfahrensgerechtigkeit mangelt, kommt es häufig zu kleineren oder größeren »Racheakten« durch die betroffenen Mitarbeiter (Skarlicki/Folger, 1997) zum Beispiel in Form von Reaktanz, d. h. Widerstand gegen die Entscheidung (Nesterkin, 2013) oder Diebstahl (Greenberg, 1990) bis hin zu Gerichtsprozessen (Lind et al., 2000).

Trotzdem schrecken viele Führungskräfte davor zurück, ihre Mitarbeiter vor Entscheidungen anzuhören, und Beschlüsse gegenüber betroffenen Mitarbeitern zu erklären und zu begründen. Hierfür werden verschiedene Gründe genannt (Brockner, 2006). Erstens besteht bei vielen Führungskräften die Sorge, es könnten »zu viele Köche den Brei verderben«. Zweitens fürchten viele Führungskräfte, sie könnten Macht einbüßen, wenn sie ihre Mitarbeiter zu stark an Entscheidungen beteiligen. Drittens haben viele Führungskräfte Ängste vor starken emotionalen Reaktionen von Mitarbeitern. Viertens führt die Angst vor arbeitsrechtlichen Prozessen wegen Verstößen gegen das Allgemeine Gleichbehandlungsgesetz (AGG) dazu, dass »lieber gar nichts mehr erklärt wird«. Häufig raten die Rechtsabteilungen in Unternehmen zu einem solchen Vorgehen, vor allem im Fall von Kündigungen durch den Arbeitgeber.

2.2.3 So praktizieren Sie Fairness in Ihrem Unternehmen

Nach Brockner (2006) können Führungskräfte und Verantwortungsträger in Unternehmen folgende Maßnahmen ergreifen, um Verfahrensgerechtigkeit in ihrem Verantwortungsbereich zu steigern:

2.2.3.1 Steigern Sie die Partizipation

Vor wichtigen Entscheidungen sollten die Meinungen und Bedenken aller Mitarbeiter angehört werden, die von dieser Entscheidung direkt oder indirekt betroffen sind. Diese Art der Entscheidungsfindung wird auch als partizipatives Management bezeichnet. In seinem Buch »Die fünfte Disziplin: Kunst und Praxis der lernenden Organisation« hat der Wissenschaftler Peter M. Senge den Begriff der organisationalen Offenheit geprägt (Senge, 2011). Er geht davon aus, dass sich organisationale Offenheit aus partizipativer Offenheit und reflexiver Offenheit zusammensetzt. Partizipative Offenheit bedeutet, dass Mitarbeiter ihre Meinung offen äußern dürfen. Genauso wichtig ist für Senge jedoch auch reflexive Offenheit, die bedeutet, dass diese Meinungen vom Management auch angehört werden. Dies ist mehr als Höflichkeit gegenüber den Mitarbeitern: Wie bereits erwähnt, sind Management-Entscheidungen in der Regel besser, wenn sie partizipativ gestaltet werden. Eine wichtige Voraussetzung für Partizipation von Mitarbeitern ist dabei psychologische Sicherheit in Teams (▶ **Kap. 2.6**).

2.2.3.2 Erklären Sie Ihre Entscheidungen

Häufig denken Menschen, dass ihre Taten für sich selbst sprechen müssten und deshalb keiner weiteren Erklärung bedürften. Diesem Irrtum können auch Führungskräfte und Verantwortungsträger im Unternehmen unterliegen. Es ist nämlich erstaunlich, wie unterschiedlich Personen die Realität wahrnehmen können (Griffin/Ross, 1991), weshalb schnell Missverständnisse entstehen können (Schulz von Thun, 1981). Es sollte Mitarbeitern deshalb erläutert werden, wie wichtige Entscheidungen auf Managementebene zustande gekommen sind, und welche Alternativen dabei gegeneinander abgewogen wurden. Wenn Mitarbeiter an der Entscheidung beteiligt gewesen sind, sollte ihnen für ihren Input gedankt und kommuniziert werden, dass diese Beiträge entscheidend für ein gutes Ergebnis gewesen sind.

2.2.3.3 Handeln Sie nach einheitlichen Standards

Führungskräfte können gemeinsam mit ihren Mitarbeitern Grundätze für den Verlauf fairer Entscheidungen festlegen und diese als »Best-Practice-Regeln« mit einem Poster visualisieren. Diese Regeln könnten zum Beispiel lauten: »In unserer Abteilung verpflichten wir uns, Entscheidungen fair zu treffen, indem wir

1. den von der Entscheidung betroffenen Teammitgliedern alle wichtigen Informationen zu den Auswirkungen der Entscheidungsalternativen zur Verfügung stellen und
2. die Meinungen der von der Entscheidung betroffenen Teammitglieder einholen und
3. versuchen, die unterschiedlichen Interessen zu berücksichtigen und
4. die Entscheidung klar kommunizieren, sobald sie getroffen worden ist sowie
5. die Beweggründe der Entscheidung erklären und Raum für Nachfragen bieten.«

2.2.4 Zusammenfassung

Während verschiedene Arten organisationaler Gerechtigkeit existieren, hat sich vor allem Verfahrensgerechtigkeit als besonders wichtig für Motivation, Leistungsfähigkeit und Gesundheit von Mitarbeitern erwiesen. Wenn bei wichtigen Entscheidungen Verfahrensgerechtigkeit berücksichtigt wird, tragen Mitarbeiter diese Entscheidungen der Managementebene stärker mit, unabhängig davon, ob sie mit dem Ergebnis zufrieden sind. Zudem sind die Entscheidungen von besserer Qualität, wenn sie partizipativ getroffen worden sind. Viele Führungskräfte und Verantwortungsträger in Unternehmen schöpfen das Potential von Verfahrensgerechtigkeit allerdings noch nicht voll aus. Durch einen stärkeren Einbezug von Mitarbeitern vor und während einer Entscheidung, dem Erklären von Entscheidungen nach der Entscheidungsfindung sowie der Festlegung von Standards für faire Entscheidungen kann Verfahrensgerechtigkeit erhöht und so von ihren positiven gesundheitlichen und motivationalen Auswirkungen profitiert werden.

2.3 Feedback

2.3.1 Einleitung, Begriffsklärung und wissenschaftlicher Hintergrund

Wir bekommen ständig Feedback. Ob beim Online-Dating, auf dem Laufband oder in sozialen Netzwerken, überall erhalten wir oft in Sekundenschnelle Rückmeldung darüber, wie attraktiv, fit und interessant wir sind (bzw. von anderen gehalten werden). Während Feedback in unserer Freizeit also ein häufiges Phänomen ist, es in der Arbeitswelt weit weniger verbreitet. Unter Feedback versteht man im Arbeitskontext eine absichtsvolle, verbalisierte Rückmeldung zu der Leistung und/oder dem Verhaltens eines Mitarbeiters. Die wohl häufigste Form des Feedbacks in Unternehmen besteht häufig immer noch in schriftlichen Arbeitszeugnissen beim Ausscheiden eines Mitarbeiters. Im Arbeitsalltag fällt es vielen Führungskräften und Entscheidern in Unternehmen schwer, ihren Mitarbeitern Feedback zu geben, vor allem dann, wenn es sich dabei nicht um Lob, sondern um Kritik handelt. Viele Führungskräfte und Verantwortungsträger in Unternehmen haben die Sorge, dass kritische Leistungsbeurteilungen das Verhältnis zu ihren Mitarbeitern dauerhaft belasten könnten, und verzichten deshalb – wenn irgend möglich – darauf (Larson, 1986; Moss/Sanchez, 2004). Ihre Sorge ist nicht unberechtigt: Kritisches Feedback wird von Mitarbeitern generell als weniger zutreffend eingeschätzt als positives Feedback, was zu einer geringeren Akzeptanz von negativem Feedback führt (Fedor et al., 1989). Destruktives, d. h. falsch geäußertes negatives Feedback kann zu verschiedenen negativen Konsequenzen führen, von aggressivem Verhalten (Neuman/Baron, 2005) bis hin zu Kündigungen durch den Mitarbeiter (London, 1995)

2.3.2 Auswirkungen von regelmäßigem, konstruktivem Feedback

Feedback kann trotz dieser Risiken für alle Beteiligten sehr wertvoll sein. In der Regel fällt es Mitarbeitern schwer, das eigene Verhalten objektiv zu bewerten und es ggf. zu verändern. Die meisten Menschen unterliegen vielfältigen Wahrnehmungsverzerrungen, wenn es um die Bewertung der eigenen Fähigkeiten geht (Gilovich et al., 2002). Manche Mitarbeiter bewerten ihre eigenen Leistungen zu positiv, andere Mitarbeiter hingegen zu negativ. Feedback stellt damit eine notwendige Bedingung für persönliches und berufliches Wachstum und Lernen von Mitarbeitern dar (Ilgen/Davis, 2000). Es gehört deshalb zum Verantwortungsbereich einer Führungskraft, Mitarbeitern regelmäßig Feedback zu geben. Außerdem sichert Feedback die Qualität von Arbeitsergebnissen, was im genuinen Interesse des Unternehmens ist. Das Geben und Nehmen von Feedback ist zudem Beziehungsarbeit. Wenn Feedback auf eine konstruktive Art und Weise gegeben wird, kann dies die Beziehung zwischen Führungskraft und Mitarbeiter stärken, und zu einer Steigerung von gegenseitigem Vertrauen und Wertschätzung führen (Whitener, 1997). Zudem sind Mitarbeiter, die den Eindruck haben, dass ihnen faires Feedback gegeben wird, mit ihrer Arbeit zufriedener, haben weniger negative Gefühle gegenüber ihrer Tätigkeit und seltener Jobwechselabsichten (Sparr/Sonnentag, 2008).

Bei Feedback, wie auch in der zwischenmenschlichen Kommunikation allgemein, werden mindestens zwei Ebenen angesprochen: die Sachebene und die Beziehungsebene (Schulz von Thun, 1981; Watzlawick et al., 1969). Auf der Sachebene geht es um den Inhalt eines Feedbacks an den Mitarbeiter, zum Beispiel »Ich bin mit Ihrer Arbeitsleistung in den letzten Wochen nicht zufrieden gewesen«. Auf der Beziehungsebene wird ausgedrückt, wie die Führungskraft zur Person des Mitarbeiters steht, zum Beispiel »Ich schätze Sie trotzdem«. Anders ausgedrückt, geht es auf der Sachebene darum, *was* gesagt wird, und auf der Beziehungsebene darum, *wie* dieser Inhalt vermittelt wird. Führungskräfte und andere Verantwortungsträger sollten bei Feedbackgesprächen immer beide Ebenen im Blick behalten, damit Feedback konstruktiv wird. Die Sach- und die Beziehungsebene beeinflussen sich dabei auch gegenseitig: Je kritischer die Leistungsbewertung eines Mitarbeiters auf der Sachebene ausfällt, desto stärker muss die Führungskraft auf der Beziehungsebene Wertschätzung signalisieren, um die gemeinsame Beziehung zu schützen (sofern von Seiten der Führungskraft bzw. des Verantwortungsträgers, wie in der Regel, ein Interesse an einer weiteren Zusammenarbeit besteht). Einfach ausgedrückt: Je härter die Kritik in der Sache ausfällt, desto weicher muss dem Menschen, an den sie sich richtet, gegenübergetreten werden. Es reicht für Führungskräfte und Verantwortungsträger also nicht aus, rein ergebnisorientiert die Verbesserung von Arbeitsleistung anzustreben. Der Grund hierfür ist, dass die Effektivität von Feedback umso mehr abnimmt, desto stärker es sich auf die Persönlichkeit des Mitarbeiters bezieht, anstatt auf seine Arbeitsleistung bei konkreten Aufgaben (Kluger/DeNisi, 1996). Die Führungskraft muss also prozessorientiert vorgehen, d. h. die Art und Weise, wie sie die Verbesserung der Arbeitsergebnisse der Mitarbeiter erreichen will, im Blick behalten. Dies ist eine anspruchsvolle Aufgabe und benötigt etwas Übung. Im Abschnitt »Wertschätzung« erfahren Sie, wie Sie Ihren Mitarbeitern generell ein Gefühl der Wertschätzung für ihre Person vermitteln können. In einem Feedbackgespräch, das auch negative Leistungsbewertungen mit einschließt, sollten Sie auf den Wertschätzungsaspekt ganz besonders achten.

2.3.3   So führen Sie konstruktive Feedbackgespräche in Ihrem Unternehmen

Wie also sieht gutes Feedback aus? In Anlehnung an Blenkiron (2012) sollten folgende Punkte beachtet werden:

2.3.3.1   Geben Sie regelmäßig Feedback

Ein übergreifendes Feedback, das die Arbeitsleistung im Allgemeinen betrachtet, sollte regelmäßig erfolgen, z. B. alle drei oder sechs Monate. Termine für diese Feedbackgespräche sollten langfristig festgelegt werden, sodass sie im Tagesgeschäft nicht untergehen, und auf eine bestimmte Zeitspanne (z. B. 30 Minuten) begrenzt werden. Bei Bedarf können weitere Gespräche vereinbart werden. Spontane Feedbackgespräche, die sich auf aktuelle Ereignisse beziehen, sollten möglichst zeitnah zur auslösenden Begebenheit erfolgen.

2.3.3.2   Halten Sie die Entwicklung Ihres Mitarbeiters im Blick

Durch regelmäßiges übergreifendes Feedback wird es möglich, die berufliche Entwicklung eines Mitarbeiters zu verfolgen und zu unterstützen. Eine bewährte Methode aus der Lernforschung ist die Bewertung von Leistung anhand von Lernzielen anstatt von Leistungszielen (Dweck, 1986). Wenn Leistungsbewertung anhand von Lernzielen erfolgt, wird die Leistung des Mitarbeiters relativ zu seinen vorhergegangenen Leistungen bewertet, d. h. im Kontext seiner persönlichen Entwicklung beleuchtet. Bei Leistungszielen hingegen wird die Leistung eines Mitarbeiters im Vergleich zu den anderen Mitarbeitern im Team bewertet. Eine solche Bewertung ist nicht immer fair, denn Persönlichkeitsmerkmale wie zum Beispiel Gewissenhaftigkeit haben sich als schwer veränderbar erwiesen (McCrae/Costa, 1994). So kann es zum Beispiel sein, dass ein Mitarbeiter im Vergleich zu Ihren anderen Mitarbeitern immer noch »schludrig« arbeitet. Wenn er es aber im Vergleich zum letzten Feedbackgespräch geschafft hat, sorgfältiger zu arbeiten, zum Beispiel indem er jedes Dokument vor dem Abschicken noch einmal auf Rechtschreibfehler gegenliest, dann sollte dies von Ihnen als Führungskraft bzw. Verantwortungsträger im Unternehmen auch anerkannt werden.

2.3.3.3 Kritisieren und loben Sie Verhaltensweisen, nicht die Persönlichkeit

Feedback sollte sich auf Verhaltensweisen, nicht auf Persönlichkeitsmerkmale beziehen (Kluger/DeNisi, 1996). Nur auf der Verhaltensebene können echte Veränderungen erreicht werden. Sagen Sie also zum Beispiel nicht »Sie sind egoistisch«, sondern »Ich finde, Sie haben sich in Situation XY ihrem Team gegenüber nicht solidarisch verhalten«. Dadurch, dass Sie potentiell veränderbare Verhaltensweisen kritisieren, zeigen Sie Ihrem Mitarbeiter Entwicklungsrichtungen auf, ohne ihn als Person abzuwerten.

2.3.3.4 Seien Sie positiv und halten Sie konkrete Beispiele bereit

Bei Feedbackgesprächen sollten sowohl positive als auch negative Gesichtspunkte der Mitarbeiterleistung zur Sprache kommen, wobei in der Regel mit den positiven Gesichtspunkten begonnen und geendet wird. Wichtig ist auch, dass konkrete Bereiche der Arbeitsleistung angesprochen werden, und nicht allgemeine Aussagen wie »Ist alles in Ordnung« getroffen werden. Diese regelmäßigen Feedbackgespräche können Mitarbeitern auch mit der Zeit die Angst vor Leistungsbeurteilungen nehmen.

2.3.3.5 Schaffen Sie Raum und Zeit für ein gutes Gespräch

Feedback sollte nicht zwischen Tür und Angel, und auch nicht vor anderen, sondern immer vertraulich im Vier-Augen-Gespräch gegeben werden. Achten Sie für die für das Gespräch anberaumte Zeit darauf, weder telefonisch noch persönlich gestört zu werden.

2.3.3.6 Nutzen Sie »Ich-Botschaften«

Kommunizieren Sie in »Ich-Botschaften«. Formulieren Sie Ihre Anliegen als Wünsche, Meinungen oder Eindrücke (»Ich wünsche mir …, mein Eindruck ist …, mir ist in der letzten Zeit aufgefallen, dass …«), nicht als Befehle. Durch dieses Stilmittel vermeiden Sie Reaktanz, eine generelle Abwehrhaltung, die auftreten kann, wenn sich Personen in ihrer Verhaltensfreiheit eingeschränkt fühlen.

2.3.3.7 Beziehen Sie den Mitarbeiter aktiv in das Gespräch ein

Beginnen Sie das Gespräch, indem Sie den Mitarbeiter selbst schildern lassen, wie er die Zeitspanne nach dem letzten Feedbackgespräch erlebt hat – ob er seine Ziele erreichen konnte, welche Schwierigkeiten dabei aufgetreten sind, welche Erfolge er verbuchen konnte. Bedenken Sie, dass das Feedbackgespräch auch wichtige Informationen für Sie als Führungskraft bzw. Entscheider im Unternehmen liefert. Beenden Sie das Gespräch, indem Sie den Mitarbeiter bitten, aktiv zusammenzufassen, welche Erkenntnisse er aus dem Feedbackgespräch für sich mitnimmt.

Exkurs: Das Gespräch suchen, wenn ein Mitarbeiter sich verändert hat

Viele Führungskräfte und Entscheider sind unsicher, wie sie sich verhalten sollen, wenn sie den Eindruck haben, ein Mitarbeiter könnte unter einer psychischen Störung leiden. Psychische Störungen äußern sich in der Regel durch deutliche Änderungen im Verhalten der Betroffenen – das Umfeld hat dann den Eindruck, die betroffene Person sei nicht mehr »die bzw. der Alte«. Warnzeichen können zum Beispiel sein, dass ein Mitarbeiter neuerdings ungepflegt zur Arbeit erscheint, häufig zu spät oder gar nicht kommt, auffällige Leistungseinbußen zeigt oder dauerhaft traurig, genervt oder still wirkt. In einem solchen Fall ist es Aufgabe einer Führungskraft bzw. eines Verantwortungsträgers, den jeweiligen Mitarbeiter anzusprechen und abzuklären, ob der Mitarbeiter Unterstützung benötigt. Die Initiative »Psychische Gesundheit in der Arbeitswelt« gibt folgende hilfreiche Tipps zur Gesprächsführung (Initiative neue Qualität der Arbeit, 2013)

Im ersten Schritt schildern Sie Ihren Eindruck »Ich sehe gerade ...« (= Auffälligkeiten schildern), z. B.: »Sie sind so blass. Das kenne ich gar nicht von Ihnen.«, z. B.: »Seit einiger Zeit passieren Ihnen Flüchtigkeitsfehler – das ist neu.«

Im zweiten Schritt fragen Sie, was der Grund für dieses Verhalten ist: »Was ist los?« Falls die oder der Mitarbeitende antwortet: »Nix, wieso?!« können Sie antworten »Ich mache mir Sorgen und möchte Sie unterstützen.« Falls die oder der Mitarbeitende das Angebot ablehnt, weiter mit Punkt 4.

Im dritten Schritt klären Sie, welche Unterstützung der Mitarbeiter benötigt: »Was brauchen Sie?«

Im vierten Schritt signalisieren Sie Präsenz und Unterstützung: »Falls noch etwas sein sollte: Ich bin ansprechbar.«

2.3.4 Zusammenfassung

Obwohl Feedback eine Voraussetzung für Entwicklung und Lernen von Mitarbeitern ist, scheuen sich viele Führungskräfte, Feedback zu geben, besonders, wenn es sich um negatives Feedback handelt. Um konstruktiv Feedback zu geben, sollten von der Führungskraft bzw. der Verantwortungsträger immer sowohl die Sach- (worum geht es?) als auch die Beziehungsebene (wie stehen wir zueinander?) im Blick behalten werden. Wenn Feedback in regelmäßige Entwicklungsgespräche eingebettet wird, verliert es häufig seinen Schrecken für Führungskraft und Mitarbeiter. Konkrete Beispiele zur Illustration helfen dem Mitarbeiter, den Inhalt des Feedbacks besser zu verstehen. Es ist wichtig, immer nur potentiell veränderbare Verhaltensweisen und nicht die Persönlichkeit des Mitarbeiters zu kritisieren. Neben diesen inhaltlichen Gestaltungsmöglichkeiten sind auch formelle Rahmenbedingungen wichtig für ein konstruktives Feedbackgespräch. Die Schaffung einer ungestörten, ruhigen Gesprächsatmosphäre, die Nutzung von »Ich-Botschaften«

und der aktive Einbezug des Mitarbeiters in das Gespräch können für den Erfolg eines Feedbackgesprächs hilfreich sein.

2.4 Wertschätzung

2.4.1 Einleitung, Begriffsklärung und wissenschaftlicher Hintergrund

Welche Gedanken und Gefühle entstehen in Ihnen, wenn Sie an Wertschätzung denken? Denken Sie vielleicht an einen lieben Freund, einen geschätzten Kollegen oder eine berufliche Situation, in denen Ihnen jemand besonders positiv begegnet ist? Vielleicht empfinden Sie innerlich Wärme, Stolz oder Freude? Wertschätzung beinhaltet all diese Elemente, und jede und jeder von uns empfängt und gibt anderen in seinem Leben immer wieder Wertschätzung. Ein Beispiel für eine wissenschaftliche Definition von Wertschätzung lautet: »[Wertschätzung ist] eine Haltung, die sich in einer wohlwollenden Lenkung der Aufmerksamkeit auf die positiven Aspekte des Gegenübers zeigt, und sich [insbesondere in kommunikativem] Verhalten ausdrückt« (Mattysek, 2011, S. 13). Wertschätzung ist also eine positive Grundhaltung gegenüber anderen Personen, welche die Unterschiedlichkeit von Menschen anerkennt, und gleichzeitig nach verbindenden Elementen zwischen ihnen sucht. Wertschätzung ist zudem ein aktiv steuerbarer Prozess, der an Stelle einer fatalistischen Haltung nach dem Motto »Man ist sich halt sympathisch oder nicht« tritt. Um Wertschätzung kann man sich also bei jedem zwischenmenschlichen Kontakt bemühen, sowohl bei kurzen Begegnungen, als auch in länger andauernden Beziehungen (Heaphy/Dutton, 2008). Wertschätzung ist damit eine Voraussetzung, um aus kurzen Begegnungen längerfristige Beziehungen zu machen. Wenn Beziehungen entstehen, macht Wertschätzung sie erst so richtig tragfähig, sodass sie nicht bei ersten Belastungen wie Meinungsverschiedenheiten gleich wieder zerbrechen. Wertschätzung kann man sich somit sowohl als Kitt vorstellen, der Menschen überhaupt erst aneinander bindet, als auch als Sicherheitsnetz, das diese Beziehungen auch dann zusammenhält, wenn Belastungen auftreten. Zum Beispiel ist es möglich, mit Kollegen, die man wertschätzt, auch mal hitzig zu diskutieren, ohne die Angst, von diesen zukünftig abgelehnt zu werden.

Abgegrenzt werden kann Wertschätzung unserer Auffassung nach von Anerkennung, die eine positive Bewertung von intellektuellen, sozialen oder emotionalen *Leistungen* einer anderen Person umfasst. Wertschätzung hingegen nimmt den gesamten Menschen in den Blick. *Anerkennung* behandeln wir im Abschnitt »Feedback«. Auch Respekt unterscheidet sich von Wertschätzung. Wir verstehen Respekt gegenüber einer anderen Person (sofern er nicht durch eine religiös-weltanschauliche Haltung motiviert ist) stärker kognitiv-leistungsbezogen und weniger handlungsleitend als Wertschätzung. Für Respekt muss eine gemeinsame Geschichte vorhanden sein, und wenn diese nur darin besteht, dass man von den Fähigkeiten oder der Persönlichkeit einer anderen Person zuvor gehört hat. Wertschätzend hingegen kann auch einer bisher fremden Person begegnet werden.

Exkurs: Die Geschichte der Wertschätzung in der Psychologie

In der Psychologie wurde Wertschätzung im Zuge der Entwicklung der humanistischen Psychotherapie durch Carl Rogers (1902–1987) einem breiteren Publikum zugänglich. Rogers betonte, für eine erfolgreiche Psychotherapie sei unbedingte Wertschätzung ein zentraler Wirkfaktor. Rogers meinte damit Wertschätzung, die nicht an persönliche Bedingungen des Therapeuten geknüpft ist, wie zum Beispiel eine gute Mitarbeit durch den Patienten. Während Wertschätzung mittlerweile ein fester Bestandteil aller Psychotherapieformen und somit in der Mitte der psychologischen Praxis angekommen ist, hat die psychologische Forschung zu Wertschätzung nach Rogers lange Zeit stagniert. Auch in der Arbeits- und Organisationspsychologie wurde Wertschätzung am Arbeitsplatz – wie Gefühlen generell – kein besonderes Interesse beigemessen. Dieser Mangel an wissenschaftlichem Interesse könnte auch an der generellen Orientierung der Psychologie an menschlichen Problemen und Defiziten liegen, welche bereits durch Vertretern der sogenannten Positiven Psychologie kritisiert worden ist (Seligman, 2003). Diese Problem- und Defizitorientierung hat sich ebenfalls auf die Arbeits- und Organisationspsychologie ausgewirkt. In der soziologischen Arbeitsforschung wurde die Bedeutung von Wertschätzung übrigens schon früh erkannt: Hier wurde Wertschätzung als emotionaler Belohnungsfaktor in das Modell der beruflichen Gratifikationskrisen integriert (Siegrist et al., 1990), allerdings noch nicht als tragender Faktor verstanden (Siegrist, 1996a). Als »Stresspuffer« soll Wertschätzung im Modell der beruflichen Gratifikationskrisen neben anderen Faktoren wie Aufstiegs- und Karrieremöglichkeiten und einem angemessenen Gehalt die durch den Mitarbeiter geleisteten Anstrengungen ausgleichen (▶ Kap. 3.5). Mit dem Voranschreiten von Strömungen wie der positiven Organisationsforschung (Cameron et al., 2003), die sich mit optimal funktionierenden Unternehmen beschäftigt, beginnt die Arbeits- und Organisationspsychologie allerdings zunehmend, den Wert von positiven Verhaltensweisen am Arbeitsplatz auf den Erfolg von Unternehmen zu erkennen. So rückt auch Wertschätzung stärker in den Fokus des Interesses von Psychologie und Wirtschaft.

2.4.2 Auswirkungen von (mangelnder) Wertschätzung

Tatsächlich haben auch sogenannte »soft factors« wie Wertschätzung am Arbeitsplatz deutliche Auswirkungen auf die Gesundheit und Leistungsfähigkeit von Mitarbeitern. So hat sich herausgestellt, dass mit Wertschätzung messbare physiologische Veränderungen einhergehen. In einem Artikel von Heaphy and Dutton (2008) wurden die bisherigen Forschungsarbeiten zu physiologischen Auswirkungen verschiedener Arbeitsplatzfaktoren zusammengefasst und bewertet. Positive Beziehungen am Arbeitsplatz, die sich ja immer auch durch Wertschätzung auszeichnen, wirkten sich positiv auf die Gesundheit von Mitarbeitern aus. So zeigte sich, dass positive Beziehungen am Arbeitsplatz die negativen Auswirkungen von Stress auf das Immunsystem abpuffern (Theorell et al., 1990), in etwa vergleichbar mit einem schützenden Mantel bei stürmischem Wetter. Zudem scheinen positive Beziehungen generell positive, d. h. gesundheitsförderliche hormonelle Veränderungen auszulösen, zum Beispiel über die Ausschüttung des Hormons Oxytocin (Uvnas-Moberg, 1998). Aber auch auf Stimmung und Zufriedenheit hat das Erleben von Wertschätzung einen Einfluss. So zeigte das Erleben von Wertschätzung am Arbeitsplatz in einer Studie einen positiven Zusammenhang mit Arbeitszufriedenheit, und einen negativen Zusammenhang mit Groll (Stocker et al., 2010). Zudem pufferte Wertschätzung in dieser Studie die negative Beziehung zwischen langen Arbeitszeiten und verringerter Arbeitszufriedenheit ab. Es kann übrigens vermutet werden, dass sich Wertschätzung nicht nur positiv auf den Empfänger, sondern auch auf den Sender auswirkt (Liang et al., 2001). Außerdem hat sich gezeigt, dass Emotionen »ansteckend« wirken (Hatfield et al., 1993): Zum Beispiel machen die meisten Menschen automatisch ein betroffenes Gesicht, wenn sie einem traurigen Menschen begegnen – sie verhalten sich »mitfühlend«. Das Phänomen der Gefühlsansteckung (eng. »emotional contagion«) tritt auf, weil wir in unserem Gesicht automatisch die Mimik unseres Gegenübers imitieren, was bei uns wiederum zu ähnlichen Emotionen wie beim Gegenüber führt. D. h., wir »synchronisieren« unsere Gefühle mit denen des Gegenübers. Möglicherweise sind hierfür sogenannte »Spiegelneuronen« zuständig (Rizzolatti et al., 2001). Unter Spiegelneuronen versteht man Nervenzellen im Gehirn, die beim Betrachten einer bestimmten Situation dasselbe Aktivitätsmuster aufweisen, das entstehen würde, wenn man sich selbst in dieser Situation befände (Rizzolatti et al., 1996). Auf der Basis dieser physiologischen Annahmen lässt sich vermuten, dass vermehrte Äußerung von Wertschätzung gegenüber einem Mitarbeiter zu mehr positiven Emotionen bei diesem Mitarbeiter führt, die wiederum auf das gesamte Team ansteckend wirken und so langfristig wiederum zu mehr Äußerung von Wertschätzung im gesamten Team führen. So werden bedeutsame, tragfähige Beziehungen zwischen den Mitgliedern einer Organisation aufgebaut, und es wird eine Aufwärtsspirale in Richtung einer optimal funktionierenden Organisation in Gang gesetzt (Fredrickson, 2003). Dies zahlt sich langfristig auch wirtschaftlich aus (Wright/Staw, 1999). Möglicherweise liegt dies unter anderem daran, dass ein wertschätzender Umgang eine Grundvoraussetzung für das Entstehen von psychologischer Sicherheit ist, welche sich als Erfolgsfaktor für Gruppenlernen und Innovation in Teams herausgestellt hat (Baer/Frese, 2003; Edmondson, 1999) (▶ Kap. 2.6).

2.4.3 So schaffen Sie mehr Wertschätzung in Ihrem Unternehmen

Eine Kultur der Wertschätzung können Sie sowohl auf informelle als auch auf formelle Art und Weise schaffen. Als Führungskraft bzw. Entscheider im Unternehmen sind Sie besonders gefragt, weil Sie im Unternehmen eine Vorbildfunktion inne haben (Finkelstein, 2005). Auf informelle Art und Weise können Sie als Führungskraft Wertschätzung zum Beispiel durch die folgenden Verhaltensweisen steigern:

2.4.3.1 Beherzigen Sie die Grundregeln der Höflichkeit

Begrüßen Sie Ihre Mitarbeiter persönlich, wenn Sie morgens ins Büro kommen und verabschieden Sie sich persönlich von ihnen, zum Beispiel mit einem Händedruck, wenn dies zu Ihnen passt. Sagen Sie Bitte und Danke. Halten Sie Verabredungen und Absprachen ein, und wenn Ihnen dies nicht möglich sein sollte, geben Sie Ihren Mitarbeitern Bescheid. Antworten Sie auf Ihre E-Mails. Seien Sie verbindlich! Suchen Sie Augenkontakt, wenn Sie mit einem Mitarbeiter sprechen, und schenken Sie Ihren Mitarbeitern für die Dauer eines Gesprächs oder eines Kontakts Ihre volle Aufmerksamkeit, d. h. kommunizieren Sie mit Achtsamkeit (Burgoon et al., 2000) und ohne Seitenblick auf Computer oder Smartphone. Legen Sie sich einen Geburtstagskalender an und gratulieren Sie zu Geburtstagen sowie anderen Ehren- oder Festtagen. Diese Tipps mögen auf den ersten Blick trivial wirken, sie sind es aber nicht. Es kostet Sie als Führungskraft nicht allzu viel, diese Verhaltensweisen umzusetzen. Trotzdem sind diese Verhaltensweisen extrem wertvoll, weil sie die zwischenmenschliche Basis Ihrer Zusammenarbeit stärken.

2.4.3.2 Äußern Sie Ihre Wertschätzung

Mattysek (2011, S. 123) stellt fest: »Wertschätzung macht wertvoll.« Lassen Sie Ihre Mitarbeiter also ausdrücklich wissen, dass Sie sie sowohl fachlich als auch persönlich schätzen. Sie können Ihre Wertschätzung direkt ausdrücken, indem Sie zum Beispiel sagen: »… haben Sie klasse gemacht. Wir sind froh, Sie in unserem Team zu haben« oder »Danke für Ihre hervorragende Arbeit. Es ist ein gutes Gefühl, dass ich mich auf Sie verlassen kann.« Sie können auch einen kurzen Brief oder eine Postkarte schreiben, auf der Sie Ihrem Mitarbeiter für seine gute Arbeit danken. Sie sollten die Postkarte am besten persönlich übermitteln, denn diese Tätigkeit als Ganzes, d. h. das Schreiben und das Übermitteln des Briefes oder der Postkarte, verbessert auch Ihr eigenes Wohlbefinden nachweislich, wie Ergebnisse aus der Glücksforschung zeigen (Seligman et al., 2005). Und wenn es Ihnen schwerfällt, sich gegenüber einem Mitarbeiter wertschätzend zu verhalten (auch bekannt als »Wenn ich die schon sehe-Phänomen« (Mattysek, 2011, S. 120), empfiehlt die Autorin, bewusst nach Ähnlichkeiten zwischen der eigenen Person und dem Mitarbeiter, der ihnen unsympathisch ist, zu suchen.

2.4.3.3 Seien Sie ein Vorbild und regen Sie Ihre Mitarbeiter zu wertschätzendem Verhalten an

Verhalten Sie sich selbst wertschätzend und achten Sie darauf, dass auch die Kommunikation Ihrer Mitarbeiter untereinander wertschätzend ist. Wenn Sie bemerken, dass sich ein Mitarbeiter gegenüber einem anderen Mitarbeiter nicht wertschätzend verhält, sprechen Sie diesen Mitarbeiter in einem ruhigen Moment auf dieses Verhalten an (hier gelten die Grundregeln des Feedbacks aus dem Abschnitt »Feedback«). Initiieren Sie kleine Aktionen, um die Wertschätzung in Ihrem Team zu steigern. Zum Beispiel können Sie Kärtchen vorbereiten, auf denen steht »Was ich an (Name) besonders schätze« und Ihre Mitarbeiter diese Kärtchen mit jeweils einem Punkt pro ausfüllender Person beschriften lassen. Eine Vorlage finden Sie im folgenden Abschnitt.

Exkurs: Wertschätzungskarten

Wertschätzung für ... (Name):
Was ich an Dir besonders schätze:
Worin Du besonders gut bist:
Was ich an Dir bewundere/mag:

2.4.4 Zusammenfassung

Wertschätzung bildet die zwischenmenschliche Grundlage jedes erfolgreichen Unternehmens, indem sie die sozialen Beziehungen zwischen Mitarbeitern stärkt. Das Gefühl von Wertschätzung hat dabei vielfältige positive Auswirkungen auf die Gesundheit von Mitarbeitern. Wertschätzung können Verantwortungsträger in Unternehmen steigern, indem sie nicht im Sinne von »Nicht geschimpft ist genug gelobt« davon ausgehen, dass ihre Mitarbeiter schon wüssten, dass sie geschätzt werden. Vielmehr sollten Verantwortungsträger ihre Wertschätzung für Mitarbeiter aktiv äußern, am besten mündlich, sonst schriftlich. Zudem kann Wertschätzung nicht nur durch Worte, sondern auch durch das tägliche Verhalten geäußert werden, z. B. dadurch, dass sich die Geburtstage von Mitarbeitern gemerkt werden und zu diesen gratuliert wird. Zudem kann wertschätzendes Verhalten durch die Führungskraft, am besten kombiniert mit entsprechenden Team-Entwicklungsmaßnahmen (z. B. Wertschätzungskärtchen), dazu führen, dass sich das wertschätzende Verhalten unter den Mitarbeitern ebenfalls erhöht.

2.5 Mitgefühl

2.5.1 Einleitung, Begriffsklärung und wissenschaftlicher Hintergrund

Während ein wertschätzender Umgang am Arbeitsplatz also tagtäglich zu Gesundheit und Leistungsfähigkeit von Mitarbeitern beiträgt, wird Mitgefühl besonders in

Situationen wichtig, in denen Mitarbeiter psychischen Schmerz[3] empfinden. Unter psychischem Schmerz versteht man unangenehme Gefühle, Körperempfindungen und Gedanken, die als Reaktion auf ein bestimmtes Ereignis oder eine bestimmte Situation auftreten. Diese Ereignisse und Situationen können sowohl von außen oder von innen, d. h. aus der Umgebung (z. B. durch einen Todesfall oder eine Trennung) als auch aus der eigenen Person kommen (zum Beispiel durch körperliche Erkrankungen oder psychische Störungen). Schmerz gehört zum Menschsein, er tritt in jedem Leben immer wieder auf. Auch auf der Arbeit ist Schmerz deshalb ein häufiges Phänomen. Menschen bringen Schmerz aus ihrem Privatleben in ihr Arbeitsleben mit. In diesem Fall kann es gut sein, dass Mitarbeiter froh sind, wenn sie auf der Arbeit Ablenkung erfahren und »mal nicht drüber sprechen müssen«. Aber auch die Arbeit selbst kann Schmerz verursachen, zum Beispiel, wenn ein Arzt einen Patienten verliert oder ein Mitarbeiter von seinen Kollegen gemobbt wird. Schließlich kann Schmerz auch alle Mitglieder einer Organisation betreffen, zum Beispiel in Folge von Katastrophen (Kanov et al., 2004). Schmerz kann zu Leid werden, wenn er eine solche Stärke erreicht, dass er als existentielle Qual empfunden wird (Reich, 1989). Das bedeutet auch, dass nicht jeder Schmerz zu Leid werden muss, sondern dass es auf die Bedingungen ankommt, unter denen er auftritt. Unter günstigen Bedingungen kann Schmerz mit der Zeit heilen. Das Erleben von Mitgefühl kann solche günstigen Bedingungen schaffen. Mitgefühl beinhaltet die drei Komponenten des Bemerkens, dass eine andere Person Schmerz empfindet, des Mitfühlens dieses Schmerzes und des Reagierens auf diesen Schmerz (Clark, 1997). Diese drei Komponenten von Mitgefühl lassen sich auch als kognitiv (Bemerken), affektiv (Mitfühlen) und handlungsorientiert (Reagieren) beschreiben. Mit anderen Worten: Mitgefühl muss mit Kopf, Herz und Hand gelebt werden. Mitgefühl ist abzugrenzen von Mitleid und Empathie, die vor allem auf die kognitiv-emotionalen Komponenten des Mitgefühls abstellen, nämlich das Bemerken und Mitleiden, während Mitgefühl zusätzlich eine stark handlungsleitende Komponente umfasst (Waldman et al., 2011). Übrigens ist es möglich, nicht nur gegenüber anderen Personen Mitgefühl zu empfinden, sondern auch gegenüber sich selbst (»Selbstmitgefühl«; (Leary et al., 2007; Neff, 2003; Neff et al., 2007).

Mitgefühl kann auf individueller Ebene ebenso geäußert werden wie auf organisationaler Ebene. Dabei muss festgehalten werden, dass organisationales Mitgefühl nicht lediglich die Summe des Mitgefühls aller Mitglieder einer Organisation darstellt, sondern darüber hinausgeht (Kanov et al., 2004). Organisationales Mitgefühl ist demnach vielmehr ein sozialer Prozess, in dem Schmerz und Leiden in einer Organisation oder einem Teil davon *kollektiv* bemerkt, mitempfunden und zu lindern versucht werden. Das bedeutet, dass es in Bezug auf den Schmerz bzw. das Leid eines Kollegen zu einem geteilten Eindruck, einem geteilten Gefühl und einer geteilten Handlung kommen muss, damit organisationales Mitgefühl vorliegt.

---

3 In der Folge nur als *Schmerz* bezeichnet, körperlicher Schmerz wird in der Folge nicht diskutiert.

Natürlich gibt es Unternehmen mit hohem Mitgefühl und solchem mit niedrigem Mitgefühl, jedoch lässt sich vermuten, dass organisationales Mitgefühl zu einem gewissen Grad in allen Unternehmen vorkommt. Zudem ist es wahrscheinlich, dass es in allem Organisationen Abteilungen und Teams gibt, die besonders viel Mitgefühl besitzen, sogenannte »Zentren des Mitgefühls« (Kanov et al., 2004). Was macht diese Einheiten so mitfühlend? Hierfür werden verschiedene Gründe angeführt. Lilius, Worline, Dutton, Kanov, und Maitlis (2011) identifizierten in einer Studie vor allem die folgenden zwei Faktoren als Voraussetzungen für ein hohes Mitgefühl in einer Abteilung oder einem Team: 1. zwischenmenschliche Beziehungen von hoher Qualität und 2. eine durchlässige Grenze zwischen Arbeit und Privatleben, die zulässt, dass auch Schmerz und Leiden aus dem Privatleben auf der Arbeit zum Thema werden können.

Sollten private Probleme von Mitarbeitern überhand nehmen, dann ist die Erledigung der Arbeitsaufgaben beeinträchtigt. Abteilungen oder Teams müssen an dieser Stelle eine Grenze ziehen, die die Thematisierung von privaten Problemen am Arbeitsplatz einschränkt. Diese Abgrenzungsfähigkeit wirkt langfristig schützend auf das organisationale Mitgefühl einer Abteilung oder eines Teams, da so Sättigungseffekte vermieden werden, die auch außerhalb helfender Berufe vorkommen (Figley, 2002).

Kanov et al. (2004) vermuten, dass sowohl die organisationale Kultur als auch das Verhalten der unmittelbaren Führungskraft für das Ausmaß an Mitgefühl in einer Abteilung oder einem Team ausschlaggebend sind. Die Forscher argumentieren, dass Organisationen verschiedene ungeschriebene Gesetze haben, welche Gefühle auf welche Art und Weise gefühlt und gezeigt werden dürfen, und welche nicht. Mitgefühl werde deshalb eher in einer solchen Organisationskultur gezeigt, in der Gefühle und das Ausdrücken von Gefühlen als natürliche Teile des Menschseins verstanden werden, die auch am Arbeitsplatz nicht abgelegt werden können und sollen. Als zweiten ausschlaggebenden Faktor für mitfühlende Mitarbeiter identifizierten Kanov et al. (2004) den Führungsstil der unmittelbaren Führungskraft. Da Führungskräfte in Unternehmen immer auch als Rollenmodelle fungieren (Finkelstein, 2005), ist es wahrscheinlich, dass eine Führungskraft, die den Ausdruck von Gefühlen am Arbeitsplatz ermutigt und selbst Mitgefühl zeigt, langfristig auch mitfühlendere Mitarbeiter haben wird (Dutton et al., 2002).

2.5.2 Auswirkungen von (mangelndem) Mitgefühl

Die positiven Auswirkungen von Mitgefühl auf der individuellen Ebene sind tief biologisch verankert. Wahrscheinlich spielt hierfür das Neuropeptid Oxytocin eine wichtige Rolle. Oxytocin ist auch als »Kuschelhormon« bekannt, da es typischerweise im Zusammenhang mit positiven sozialen Verhaltensweisen wie dem Aufbau von Vertrauen (Kosfeld et al., 2005) oder dem Gefühl von Liebe (Bartels/ Zeki, 2004) ausgeschüttet wird. Die Ausschüttung von Oxytocin führt in der Regel zu angenehmen Gefühlen von Beruhigung, Entspannung und Verbundenheit. Oxytocin kann sowohl durch Berührung, wie zum Beispiel durch eine Umarmung, als auch durch tröstende und ermutigende Worte ausgeschüttet werden (Seltzer et al., 2010).

Oxytocin scheint auch die Grundlage der »Tend-and-Befriend«-Reaktion auf Stress zu sein (Taylor et al., 2000). Diese Reaktion auf Stress wird typischerweise von Frauen in Bedrohungssituationen gezeigt und ist durch die Suche nach Kontakt zu potentiell Schutz bietenden Gruppen gekennzeichnet. Anders als bei der typischen »Fight-Flight-or Freeze«-Reaktion (▶ Kap. 1.2.1), die vor allem von Männern gezeigt wird, zeichnet sich die weibliche Reaktion auf Stress also durch prosoziales Verhalten aus. Damit ist die »Tend-and-Befriend«-Reaktion Mitgefühl ähnlich, denn auch Mitgefühl wird in Stresssituationen gezeigt, um einer anderen Person in einer schwierigen Lage Wärme und Zuwendung zu bieten. Die Auswirkungen von organisationalem Mitgefühl sind bisher nicht auf der biologischen Ebene untersucht worden, allerdings haben sich bereits einige Hinweise auf die positiven Auswirkungen von organisationalem Mitgefühl auf der Verhaltensebene ergeben. So hat sich gezeigt, dass Mitarbeiter, die in einer schwierigen Situation Mitgefühl durch ihre Führungskräfte und Kollegen erlebten, die eigene Arbeitsleistung, ihre Mitarbeiter und sogar die ihr Unternehmen positiver einschätzten (Lilius et al., 2008). Mitgefühl zu erfahren scheint also die individuelle Arbeitsleistung während einer Krisensituation ebenso zu stärken wie die Beziehungen zu anderen Mitarbeitern und der Organisation als Ganzem. Wenn Mitarbeiter in Krisensituation hingegen kein Mitgefühl erfahren, kann dies weitreichende negative Konsequenzen haben. Die betroffenen Mitarbeiter fühlen sich von Kollegen und Unternehmen allein gelassen, was zu einer Verminderung der affektiven Bindung zum Arbeitsplatz führen kann (Lilius et al., 2008). In einer anderen Studie von Waldman et al. (2011) wurden Opfer terroristischer Anschläge in Israel befragt, welche Reaktionen des Arbeitgebers in der Folge für sie hilfreich oder schädlich waren. Besonders negativ wurde von den Betroffenen ein übermäßig bürokratisches Vorgehen durch den Arbeitgeber bewertet. Das bedeutet, dass sich Mitarbeiter in einer persönlichen Krise nicht als Nummer, sondern als Mensch wahrgenommen fühlen möchten.

2.5.3 Möglichkeiten zur Steigerung von Mitgefühl im Unternehmen

Dutton et al. (2002), Kanov et al. (2004) und Lilius et al. (2011) geben in ihren Artikeln einige Beispiele für organisationales Mitgefühl, die Sie in Ihrem Unternehmen nutzen können. Wichtig sind bei der Steigerung von organisationalem Mitgefühl zwei Dinge: Seien Sie als Führungskraft und Verantwortungsträger erstens auch beim Thema Mitgefühl, so gut es Ihnen möglich ist, ein Vorbild. Damit tragen Sie maßgeblich zu mitfühlendem Verhalten durch Ihre Mitarbeiter bei (Finkelstein, 2005). Bleiben Sie zweitens immer authentisch (Avolio/Gardner, 2005). Mitgefühl sollte niemals nur rein instrumentell gegeben werden, sondern muss zu einem gewissen Grad auch von Herzen kommen. Wenn Sie also selbst wenig oder kein Mitgefühl für den betroffenen Mitarbeiter empfinden, halten Sie sich persönlich zurück und ermutigen Sie stärker Ihre Mitarbeiter zu mitfühlendem Verhalten. Nur so bleiben Sie glaubwürdig.

2.5.3.1 Bemerken Sie Schmerz und Leid bei Ihren Mitarbeitern

Etablieren Sie ein Informationssystem, das es wahrscheinlicher macht, dass Sie erfahren, wenn sich ein Mitarbeiter in einer Notlage befindet. Dies kann zum Beispiel dadurch geschehen, dass Sie die Woche mit einem kurzen Meeting beginnen, in dem jeder Mitarbeiter im Sinne eines »Blitzlichts« ca. 2 Minuten erzählt, wie es ihm gerade geht und was bei ihm derzeit los ist. Wenn Sie oder Ihre Mitarbeiter sich ungern über private Themen in der Gruppe äußern, bieten Sie Sprechzeiten an, in denen sich Mitarbeiter mit Ihnen über private Sorgen und Probleme unterhalten können. Grenzen sie diese Gespräche allerdings zeitlich ein, z. B. 15 Minuten einmal im Monat pro Mitarbeiter. Für Notfälle sollten Sie allerdings eine »Politik der offenen Tür« behalten, d. h. signalisieren Sie, dass Sie physisch und emotional erreichbar sind.

2.5.3.2 Fühlen Sie mit Ihren Mitarbeitern mit

Wenn Sie erfahren, dass sich einer Ihrer Mitarbeiter in einer fordernden oder sogar krisenhaften Situation befindet, zum Beispiel durch den Tod einer nahestehenden Person, sorgen Sie dafür, dass die betroffene Person Ansprechpartner innerhalb der Abteilung oder des Teams hat.

2.5.3.3 Unterstützen Sie Ihre Mitarbeiter

Sorgen Sie vor. Schaffen Sie einen Katalog standardmäßiger Unterstützungsmöglichkeiten für Mitarbeiter in fordernden Situationen, *bevor* diese das nächste Mal auftreten. Diese Unterstützungsmöglichkeiten sollten so entworfen sein, dass sie den betroffenen Mitarbeiter schnell und direkt erreichen. Das bedeutet, dass bürokratischer Aufwand möglichst von dem betroffenen Mitarbeiter fern gehalten oder auf einen Zeitpunkt nach der Krise verschoben werden sollte. Zum Beispiel können Sie solche Kataloge für folgende Situationen entwerfen: Tod eines nahen Angehörigen, eigene schwere Erkrankung/Unfall oder schwere Erkrankung/Unfall eines nahen Angehörigen, Geburt eines Kindes, Trennung vom Lebenspartner oder der Lebenspartnerin, Verschuldung etc. Vielleicht fallen Ihnen noch mehr Szenarien ein. Sie kennen Ihre Mitarbeiter am besten. Werden Sie dann kreativ – am besten im Team. Überlegen Sie, welche Unterstützungsmöglichkeiten für betroffene Mitarbeiter in der jeweiligen Situation besonders hilfreich sein könnten. Meistens hilft es, sich selbst zu fragen: »Was würde mir in einer solchen Situation gut tun, was durch die Kollegen und die Führungskraft zu leisten ist?«. Zum Beispiel könnte bei der Geburt eines Kindes eine Mitarbeiterin dadurch unterstützt werden, dass eine Glückwunschkarte gekauft und von allen Kollegen und der Führungskraft unterschrieben wird, die dann zusammen mit Blumen nach Hause geschickt werden. Ihnen werden sicher viele Ideen kommen. Mehr Unterstützung als dieses »Standardprogramm« können Sie in einer Krisensituation dann natürlich immer geben.

2.5.4 Zusammenfassung

Mitgefühl wird vor allem dann wichtig, wenn Mitarbeiter in Krisen geraten. Organisationales Mitgefühl unterscheidet sich dabei von individuellem Mitgefühl, dass Leiden eines Mitarbeiters kollektiv erkannt, geteilt und etwas dagegen getan wird. Dann wirkt Mitgefühl als gesundheitsförderlicher Pufferfaktor. Mitgefühl kann Mitarbeitern in Krisensituationen gezeigt werden, indem ihr Schmerz bzw. Leiden kollektiv erkannt wird (z. B. durch ein Informationssystem), mitgefühlt wird (z. B. dadurch, dass Raum für die Äußerung von negativen Gefühlen wie Trauer oder Wut gegeben wird) und versucht wird, dies zu lindern (z. B. durch die Festlegung von konkreten Unterstützungsmaßnahmen für den »Fall der Fälle«).

2.6 Psychologische Sicherheit

Am 27. März 1979 kam es auf dem Flughafen von Teneriffa zu der bisher schwersten Katastrophe der zivilen Luftfahrt. Eine Boeing 747 der KLM war versehentlich gestartet, ohne eine Startfreigabe dafür erhalten zu haben. Im dichten Nebel streifte sie beim Abheben eine am Boden wartende Boeing 747 der Pan American World Airways. Beide Flugzeuge fingen Feuer und brannten komplett aus. 583 Menschen kamen ums Leben. Bei den Untersuchungen zum Unfallhergang stellte sich heraus, dass vor allem menschliches Versagen zum Unglück geführt hatte. Besonders tragisch erschien, dass das Unglück hätte verhindert werden können. Der Copilot der KLM-Maschine hatte den Kapitän nämlich vor dem Start wiederholt darauf aufmerksam gemacht, dass die Startfreigabe noch nicht explizit erteilt worden war. Diese Warnungen wurden vom Kapitän jedoch nicht beachtet. Nach offiziellen Erkenntnissen unterließ der Copilot in der Folge weitere Warnungen, vermutlich, weil er dem deutlich erfahreneren Kapitän nicht widersprechen wollte.

2.6.1 Einleitung, Begriffsklärung und wissenschaftlicher Hintergrund

In ihrem Artikel »Silence that may kill« (dt.: Stille, die tödlich sein kann) aus dem Jahr 2012 untersuchten Forscherinnen von der ETH Zürich, warum es Crewmitglieder an Bord eines Flugzeug nicht wagten, ranghöhere Crewmitglieder auf Sicherheitsrisiken während des Flugbetriebs aufmerksam zu machen. Sie kamen zu dem Schluss, dass im Cockpit die Angst vor einer Gefährdung der gemeinsamen Beziehung den häufigsten Grund darstellte, aus dem sich die Piloten nicht gegenseitig auf potentielle Gefahren hinweisen. Bei Flugbegleitern war es hingegen vor allem die Angst vor Bestrafung, die dazu führte, dass sie den Purser (d. h. den ranghöchsten Flugbegleiter in der Kabine) und Piloten nicht auf mögliche Gefahren aufmerksam machen.

Vielleicht werden Sie sich jetzt fragen, was das oben genannte Beispiel und die Studie von Bienefeld and Grote (2012) mit Ihrem Unternehmen zu tun haben. Wahrscheinlich geht es in Ihrem Betrieb im Gegensatz zu solchen Hochrisiko-Arbeitsfeldern – wie im Flugzeug oder auch im Operationssaal – nicht gleich um Leben und Tod, wenn ein Fehler droht und sich niemand traut, seinen Vorgesetzten darauf hinzuweisen. Trotzdem wird der unterliegende Faktor, der dazu führt, dass es Mitarbeiter wagen, sowohl in Normal- als auch in Gefahrensituationen auf drohende Fehler hinzuweisen und ihre Meinung zu äußern, auch für Ihr Unternehmen wichtig sein. Dieses Verhalten von Mitarbeitern, d. h. »sich zu melden«, entsteht durch psychologische Sicherheit (Edmondson, 1999). Psychologische Sicherheit beschreibt die im Team geteilte Überzeugung, dass es ungefährlich ist (zum Beispiel für die Beziehung zu den anderen Teammitgliedern oder das berufliche Fortkommen), das, was man in Bezug auf die gemeinsame Arbeit denkt und fühlt, zu äußern. In jedem Team gibt es eine gewisse Ausprägung von psychologischer Sicherheit, die von sehr hoch bis sehr niedrig reichen kann. In psychologisch sicheren Teams herrschen gegenseitiges Vertrauen und Respekt. Mitarbeiter wagen es, Probleme anzusprechen, wie zum Beispiel Sicherheitsrisiken während des Flugbetriebs. Sie bitten um Feedback und, wenn nötig, um Unterstützung. Mitarbeiter, die sich psychologisch sicher fühlen, machen Vorschläge, bringen sich mit eigenen Ideen ein, und äußern ihre Meinung ohne Angst vor Ablehnung oder Bestrafung. Fehler dürfen in psychologisch sicheren Teams passieren, denn sie werden als Entwicklungsmöglichkeiten verstanden, nicht als Zeichen mangelnder Befähigung.

Das Vorliegen oder das Fehlen von psychologischer Sicherheit kann ausschlaggebend für den Erfolg eines Teams sein, denn Führungskräfte sind sowohl in Normal- als auch in Krisensituationen auf die inhaltlichen Beiträge ihrer Mitarbeiter angewiesen. Auch innovative Ideen werden häufig nicht in der Entwicklungsabteilung eines Unternehmens oder auf der Managementebene entwickelt, sondern von »normalen« Mitarbeitern (Spencer/Strong, 2010). Viele Mitarbeiter trauen sich jedoch nicht, ihre Meinungen, Ideen und Vorschläge kundzutun. Dies kann zum Beispiel in Meetings der Fall sein. Meetings sind eigentlich als Kontaktmöglichkeit gedacht, bei der Mitarbeiter verschiedener Hierarchieebenen miteinander in themenbezogenen Austausch treten können. Meetings, die diesem Ideal gerecht werden, werden in den meisten Unternehmen als wichtiger Erfolgsfaktor für Zielerreichung bei komplexen Problemstellungen gesehen. Dies spiegelt sich auch finanziell wider: Unternehmen geben jährlich bis zu 15 % ihres Personalbudgets für Meetings aus (Doyle/Straus, 1993). Die Investition zahlt sich jedoch nicht immer aus. Schätzungen zufolge sind mehr als ein Drittel aller Meetings gänzlich unproduktiv, und bis zu zwei Drittel der Meetings erreichen nicht die mit ihnen avisierten Ziele (Green/Lazarus, 1991). Als ein Grund für den mangelnden Erfolg von Meetings wird häufig angegeben, dass Mitarbeiter ihre Ideen nicht ausreichend einbringen. Psychologische Sicherheit setzt hier an. Aus Angst, etwas Falsches zu sagen und dafür abgelehnt zu werden, bleiben viele lieber passiv und sagen nichts (Kish-Gephart et al., 2009). Die Forschung hat gezeigt, dass Mitarbeiter mit jeder Äußerung Kosten und Nutzen verbinden (Detert/Edmondson, 2007). Kosten einer Äußerung können zum Beispiel die Gefahr sein, sich lächerlich zu machen, Unruhe zu stiften oder abgelehnt zu werden. Der Nutzen einer

Äußerung kann zum Beispiel darin bestehen, sich Respekt zu verschaffen, eine Innovation auf den Weg zu bringen, oder signifikant zum Gelingen eines Projekts beizutragen. Wenn der Nutzen die Kosten einer Äußerung übersteigt, bringen sich Mitarbeiter aktiv ein, wenn hingegen die Kosten den Nutzen einer Äußerung übersteigen, bleiben Mitarbeiter still (Detert/Edmondson, 2007). Ganz besonders ist dies bei Unsicherheit der Fall, d. h., wenn Mitarbeiter sich ihres Wissens oder ihrer Kompetenz in einem bestimmten Thema nicht sicher sind. In psychologisch sicheren Teams trauen sich Mitarbeiter ihre Meinungen zu äußern, selbst wenn sie sich unsicher sind, ob ihre Ansichten richtig sind (Siemsen et al., 2009). Fehler sind mit geringen Kosten verbunden, da sie von anderen sofort korrigiert werden, ohne die Person lächerlich zu machen und ohne Ansehen der Person. Der Nutzen einer Äußerung überwiegt die Kosten. Mitarbeiter können ihre Unsicherheit also aktiv bewältigen und sich trotzdem inhaltlich einbringen.

Exkurs: Psychologische Sicherheit/Bindungstheorie

Die Grundpfeiler psychologisch sicherer Teams – d. h. Vertrauen, Respekt und Toleranz – erinnern nicht nur zufällig an positive familiäre Beziehungen. Es existiert mit der sogenannten *Bindungs-Explorations-Balance* (Bowlby, 1969) ein verwandtes Konzept in der Entwicklungspsychologie. Kinder trauen sich vor allem dann, Neues auszuprobieren (»zu explorieren«), wenn sie sich des emotionalen Rückhalts ihrer Bezugspersonen sicher sind (sie »sicher gebunden sind«). Neuere Forschung hat gezeigt, dass sich dieser Zusammenhang im Erwachsenenalter fortsetzt – je sicherer die Bindung, desto mehr Exploration (Elliot/Reis, 2003; Green/Campbell, 2000). Ähnlich lässt sich psychologische Sicherheit in Teams verstehen: Erst ein sicheres zwischenmenschliches Fundament erlaubt es Mitarbeitern, sich in ihrer Individualität zu zeigen, wie sie sind, und damit mittel- und langfristig das Beste von sich in das Unternehmen einzubringen. In den Abschnitten »Wertschätzung« und »Mitgefühl« erfahren Sie mehr zu diesem zwischenmenschlichen Fundament psychologischer Sicherheit.

2.6.2 Auswirkungen (mangelnder) psychologischer Sicherheit

Gruppenlernen und exzellente Arbeitsergebnisse kommen in psychologisch sicheren Teams häufiger vor als in Teams, in denen keine psychologische Sicherheit herrscht (Edmondson, 1999; Nembhard/Edmondson, 2006). Kark and Carmeli (2009) beschreiben psychologische Sicherheit deshalb als »Sicherheitsnetz«, das es Mitarbeitern ermöglicht, kreativ zu arbeiten. Somit stellt psychologische Sicherheit die Basis jeder Innovationskultur im Unternehmen dar, auch, weil häufig nicht die Mehrheitsmeinung innerhalb eines Teams, sondern Minderheitsmeinungen zu wichtigen Innovationen führen (Nemeth, 1986). Ein Grund für die Wichtigkeit von Minderheitsmeinungen ist, dass es in Teams zu sogenanntem Gruppendenken kommen kann, indem die einzelnen Personen in der Gruppe ihre Meinung derjenigen Meinung anpassen, die sie für die Mehrheitsmeinung halten, oder die besonders lautstark vertreten werden (Janis, 1972). Gruppendenken wird jedoch für einige Fehlentscheidungen – häufig mit katastrophalen Folgen – verantwortlich gemacht, wie zum Beispiel die Entscheidungen im Rahmen des Challenger-Unglücks 1986, bei dem durch die Explosion einer bemannten Raumfähre alle sieben Besatzungsmitglieder ums Leben kamen (Moorhead et al., 1991). Die Katastrophe wäre vermeidbar gewesen, wenn Verantwortliche auf niedrigen Ebenen ihre Befürchtungen in Meetings geäußert und Führungskräfte diese Befürchtungen ernst genommen hätten. Besonders gefährdet für Gruppendenken sind solche Teams, die relativ isoliert arbeiten, eine starke Führungsperson und starke Bindungen untereinander haben. Wenn jetzt noch starker Druck von außen hinzukommt, zum Beispiel Zeitdruck, kann es auch in Unternehmen zu Gruppendenken kommen. Psychologische Sicherheit wirkt der Gefahr von Gruppendenken entgegen, indem sie die Position des einzelnen Mitarbeiters unabhängig von der Hierarchieebene stärkt.

Die Ursachen von psychologischer Sicherheit vs. psychologischer Unsicherheit im Team liegen nicht allein im Verhalten der Führungskraft. Vielmehr führen neben dem Verhalten einer Führungskraft auch sogenannte »implizite Theorien«, d. h. Grundannahmen, die Menschen im Laufe ihres Lebens zu allen möglichen Themen gebildet haben, zu Aktivität oder Passivität von Mitarbeitern gegenüber Führungskräften in wichtigen Themen (Detert/Edmondson, 2007). In Bezug auf Führungskräfte könnte eine solche Grundannahme lauten »Chefs sollte man lieber nicht widersprechen, sonst gibt es Ärger«. Diese Grundannahme muss nichts mit dem Verhalten des aktuellen Vorgesetzten zu tun haben, sondern setzt sich zusammen aus allen Erfahrungen, die ein Mitarbeiter im Laufe seines Berufslebens mit seinen Vorgesetzten gemacht hat. Daraus ergibt sich mit der Zeit ein inneres Bild von Vorgesetzten und wie man ihnen begegnen sollte.

Implizite Theorien zum Vorhandensein oder Nicht-Vorhanden sein von psychologischer Sicherheit können im Unternehmen durchbrochen werden. Wenn eine Situation hinreichend »stark« ist, d. h. ausreichend starke Emotionen auslöst, die stärker sind als der Grundsatz der jeweiligen impliziten Theorie (▶ **Kap. 1.2.2**), dann weichen Handlungen von denen der impliziten Theorie ab (Mischel, 1968).

»Dem Chef keine Widerworte geben«. Das könnte eine implizite Theorie im Unternehmen sein. Es bedarf einer starken Situation, damit dem Chef doch Widerworte gegeben werden. Eine solche starke Situation könnte zum Beispiel dann entstehen, wenn ein Kollege vom Chef vor dem Team herabgewürdigt und beleidigt wird. Eine solche Situation könnte dann bei einem Mitarbeiter so viel Wut auslösen, dass er oder sie dem Chef trotzdem widerspricht. Auch Angst, zum Beispiel vor Jobverlust aufgrund der Pleite des Unternehmens, kann solche starken Emotionen auslösen – vielleicht kennen Sie ähnliche Begebenheiten. Hat Sie schon eine Situation so starke Emotionen bei Ihnen ausgelöst, dass Sie sich anders verhalten haben, als Sie das normalerweise tun? Häufig berichten zum Beispiel Menschen, die in einer gefährlichen Situation Zivilcourage gezeigt haben, sie seien keine Helden, sondern eigentlich »ganz normale Personen«. Forschung zum Thema Zivilcourage hat gezeigt, dass als einzige Persönlichkeitseigenschaft die Tendenz, auf Unge-

rechtigkeit mit starken Emotionen zu reagieren, Zivilcourage verlässlich hervor-
sagen konnte (Baumert et al., 2013).

Im Arbeitsumfeld können implizite Theorien, die zu Passivität führen, von der
Führungskraft durchbrochen werden, indem eine ähnlich starke, jedoch positive
Situation geschaffen wird, in der sich Mitarbeiter akzeptiert, geschätzt und res-
pektiert fühlen. Dieses positive Klima kann als Grundlage von psychologischer
Sicherheit fungieren. Beide Faktoren tragen zum sogenannten *psychosozialen Si-
cherheitsklima* (nicht zu verwechseln mit der bisher diskutierten *psychologischen
Sicherheit* in Teams) im Unternehmen bei, d. h. der geteilten Einschätzung von
Mitarbeitern eines Unternehmens, dass die Managementebene des Unternehmens
Gesundheit und Wohlbefinden der Belegschaft einen hohen Stellenwert beimisst
(Law et al., 2011). Das psychosoziale Sicherheitsklima hat sich als mögliche »Ursache aller Ursachen« von psychischer Gesundheit am Arbeitsplatz heraus-
kristallisiert (Dollard/Bakker, 2010; Dollard/McTernan, 2011). Wie ein solch
positives Klima der Wertschätzung und des Mitgefühls im Unternehmen geschaffen
werden kann, erfahren Sie auch in den Abschnitten »Wertschätzung« und »Mitgefühl«.

2.6.3 Möglichkeiten zur Steigerung von psychologischer Sicherheit im Unternehmen

2.6.3.1 Laden Sie Ihre Mitarbeiter ein, sich aktiv zu äußern, und schätzen Sie Beiträge wert

Ein wichtiger Grundstein psychologischer Sicherheit ist ein inklusives Verhalten
durch die Führungskraft (Nembhard/Edmondson, 2006). Inklusion bedeutet, dass
die Führungskraft inhaltliche Beiträge ihrer Mitarbeiter aktiv einlädt und wertschätzend behandelt. Konkret kann dies bedeuten, dass Sie Ihre Mitarbeiter zu
Beginn von Meetings einladen, ihre Ideen mit dem Team zu teilen, und dabei
deutlich machen, dass Ihr Unternehmen für Exzellenz und Innovation auf die
Beiträge seiner Mitarbeiter aus jeder Hierarchieebene angewiesen ist. Werden von
Mitarbeitern Ideen geäußert, bewerten Sie diese nicht, sondern schätzen Sie diese
im ersten Schritt unbedingt wert, unabhängig davon, ob Sie diese für sinnvoll halten
oder nicht. Durch dieses unterstützende Verhalten motivieren Sie Ihre Mitarbeiter,
innovativ zu denken (Eisenberger et al., 1990; Janssen, 2005). Sie können sich
durch Äußerungen wie die folgenden im ersten Schritt wertschätzend verhalten,
wenn ein Mitarbeiter einen innovativen Vorschlag macht: »Vielen Dank für den
Vorschlag ... Danke, dass Sie sich Gedanken gemacht haben ... »Interessant«. Erst
im zweiten Schritt gehen Sie inhaltlich auf den Beitrag des Mitarbeiters ein und
erklären, warum Sie den Vorschlag persönlich für sinnvoll oder nicht sinnvoll
erachten. Diese Bewertung sollte rein auf der Sachebene erfolgen, durch Aussagen
wie »Ich denke, wir müssen bei unseren Überlegungen die Kosten und den möglichen Nutzen im Blick behalten«, »Meiner Meinung nach wird das unsere
Zielgruppe nicht genügend interessieren«, »Ja, ich finde, diese Idee hat
Innovationspotential, weil ..., Wir müssen allerdings beachten, dass ...«. Diese

Verhaltensweisen werden auch unter dem Schlagwort partizipatives Management zusammengefasst (Bartle, 2007)

2.6.3.2 Erhöhen Sie den Nutzen von Beiträgen

Schaffen sie neue Anreize für Ideen, die das Unternehmen weiterbringen. Ein Beispiel hierfür sind Beteiligungsmodelle am Unternehmenserfolg generell, oder am Gewinn durch die jeweilige Innovation. Es liegen Hinweise darauf vor, dass solche Beteiligungsmodelle Innovationsleistungen von Mitarbeitern befeuern (Lerner/Wulf, 2007).

2.6.3.3 Verbessern Sie die Beziehungen zwischen ihren Teammitgliedern

Die Grundlage von psychologisch sicheren Teams sind gute, tragfähige Beziehungen zwischen den Teammitgliedern. Stärken Sie also diese Beziehungen. Anregungen, wie Sie die Beziehungen zwischen Ihren Teammitgliedern fördern können, erfahren Sie in den Abschnitten »Wertschätzung« und »Mitgefühl«.

2.6.3.4 Legen Sie die zwischenmenschlichen Grundlagen Ihrer Zusammenarbeit fest

Diskutieren Sie mit Ihren Mitarbeitern, welche zwischenmenschlichen Grundlagen Ihre Zusammenarbeit tragen sollen. Erklären Sie Ihren Mitarbeitern das Konzept der psychologischen Sicherheit und seine Auswirkungen auf den Erfolg von Teamarbeit. Legen Sie die grundlegenden Werte Ihrer Zusammenarbeit (zum Beispiel Respekt, Vertrauen, Toleranz) schriftlich in einem Verhaltenskodex fest. Diskutieren Sie, durch welche Verhaltensweisen diese Werte auch praktisch gelebt werden können (zum Beispiel, in Diskussionen den anderen ausreden zu lassen; Kollegen auch dann wertschätzend zu behandeln, wenn man anderer Meinung ist; Tratsch, Lästereien und Gerüchte zu vermeiden). Überprüfen Sie im Team regelmäßig, inwieweit Ihre praktische Zusammenarbeit diesem Ideal entspricht. Erläutern Sie die Regeln Ihrer Zusammenarbeit auch gegenüber neuen Mitarbeitern und ergänzen Sie Ihr »Regelwerk« um die Beiträge von neuen Kollegen.

2.6.3.5 Zusammenfassung

Unter psychologischer Sicherheit versteht man die innerhalb eines Teams geteilte Überzeugung, dass es ungefährlich ist (zum Beispiel für die Beziehung zu den anderen Teammitgliedern oder das berufliche Fortkommen), das, was man in Bezug auf die gemeinsame Arbeit denkt und fühlt, zu äußern. Psychologische Sicherheit ist wichtig für den Erfolg eines Teams, denn Führungskräfte sind sowohl in Normal- als auch in Krisensituationen auf die inhaltlichen Beiträge ihrer Mitarbeiter angewiesen. Auch innovative Ideen werden häufig nicht in der Entwicklungsabteilung eines Unternehmens oder auf der Managementebene entwickelt, sondern von »normalen«

Mitarbeitern. Zudem kann sich psychologische Sicherheit sehr positiv auf die Gesundheit von Teammitgliedern auswirken. Um psychologische Sicherheit zu erhöhen, sollten Mitarbeiter eingeladen werden, sich aktiv zu äußern und diese Beiträge wertschätzend behandelt werden. Zudem sollte der Nutzen von inhaltlichen Beiträgen für Mitarbeiter erhöht werden, zum Beispiel über Erfolgsbeteiligungsmodelle. Zudem sollten die Beziehungen zwischen den Teammitgliedern gestärkt werden.

2.7 Zusammenfassung Kapitel 2

Die organisationalen Rahmenbedingungen, die alle Mitarbeiter eines Unternehmens unabhängig von Arbeitsbereich und Hierarchieebene betreffen, haben messbare Auswirkungen auf die psychische Gesundheit von Mitarbeitern. Als Organisationen haben Unternehmen in den letzten Jahren sowohl auf gesellschaftlich-politischer als auch auf individueller Ebene an Bedeutung gewonnen. So stellen Unternehmen neben staatlichen-, religiösen- und Non-Profit-Organisationen mittlerweile »Big Player« auf der Weltbühne dar. Als Mitarbeiter zu einem solchen »Big Player« zu gehören, schafft breite Möglichkeiten zur Identifikation, wodurch die Zugehörigkeit zu einem Unternehmen zu einem Teil des Selbstbildes werden kann. Zudem kommt es durch die zunehmende Auflösung zwischen Arbeits- und Privatleben dazu, dass auch in der Freizeit mehr Zeit mit bzw. beim Arbeitgeber verbracht wird. Dies schafft Risiken, aber auch Chancen für Gesundheitsförderung und Prävention von Belastung durch den Arbeitsplatz. Fairness, regelmäßiges konstruktives Feedback, Wertschätzung, Mitgefühl und psychologische Sicherheit bilden die organisationalen Rahmenbedingungen für die Schaffung von gesunden Arbeitsplätzen in Unternehmen.

3 Der Arbeitsplatz im Fokus: Wenn Besonderheiten der Arbeitssituation zur Belastung werden

3.1 Einleitung

Im vorherigen Kapitel wurde dargestellt, welche Maßnahmen Verantwortungsträger in Unternehmen ergreifen können, um ein gesundes Organisationsklima zu fördern. In diesem Kapitel steht nicht länger die alle Organisationsmitglieder betreffende »Kultur« in einem Unternehmen im Mittelpunkt, sondern Gesundheitsrisiken, die sich für Mitarbeiter aus den Merkmalen eines bestimmten Arbeitsplatzes oder einer besonderen Lebenssituation ergeben. So wird beispielsweise beleuchtet, welche Auswirkungen die ständige Erreichbarkeit eines Mitarbeiters per Smartphone auf dessen Familienleben haben kann. Oder auch, was es für die Gesundheit eines Mitarbeiters bedeutet, trotz gleich guter Leistungen weniger Anerkennung zu erfahren als andere Kollegen. Was passiert, wenn unklar ist, was Vorgesetzte und Kollegen von einem Mitarbeiter erwarten, ist ein weiterer Aspekt, den es zu besprechen gilt. Derartige Stressoren können Mitarbeiter in allen Branchen und Hierarchieebenen betreffen. Und wie steht es um Mitarbeiter in bestimmten Berufsfeldern wie dem Dienstleistungssektor? Mit welchen Stressoren müssen sich Mitarbeiter in Führungspositionen auseinandersetzen? Auch auf diese Fragen wird in diesem Kapitel eingegangen.

Der Arbeitsplatz ist ein wesentlicher Ansatzpunkt für Veränderungen im Unternehmen, da hier spezifische Lösungen für einzelne Mitarbeiter und Mitarbeitergruppen gefunden werden können. Veränderungen in der Organisationskultur, wie wir sie im vorangegangenen Kapitel beschrieben haben, verändern die ganze Organisation. Ihre Effektivität für eine einzelne Person ist daher oft schwer bestimmbar. Darüber hinaus gibt es immer eine gewisse Passung zwischen Mitarbeiter und Organisation – wer gerne strukturiert arbeitet, wird nicht in ein hoch flexibles Unternehmen gehen. Verändert man nun Merkmale der Organisation, so kann dies negative Auswirkungen auf diese Passung haben. Einzelne Arbeitsplätze sind hier leichter veränderbar, mit geringen Auswirkungen auf andere Arbeitsplätze. Es bietet sich hier auch die Möglichkeit, Veränderungen auszuprobieren, bevor ein gesamtes Unternehmen verändert wird.

3.2 Rollenklarheit und Rollenkonflikt

3.2.1 Einleitung, Begriffsklärung und wissenschaftlicher Hintergrund

Manche Stressoren lassen sich am besten verstehen, wenn Mitarbeiter eines Unternehmens als Inhaber verschiedener arbeitsbezogener Rollen begriffen werden. Die Rolle eines Mitarbeiters ergibt sich aus den Erwartungen, die andere Organisationmitglieder an die Aktivitäten und Verhaltensweisen dieses Mitarbeiters stellen (Quick et al., 2013). In der Regel sind dabei die Erwartungen eines relativ kleinen Personenkreises von Bedeutung. Typischerweise schließt dieser den unmittelbaren Vorgesetzten, die Kollegen in der Abteilung und vereinzelt relevante Mitarbeiter aus anderen Abteilungen ein (Katz/Kahn, 1978). Diese Personen stellen Erwartungen, da sie von der Leistung der betreffenden Person abhängig sind. Für Führungskräfte kann sich diese Abhängigkeit zum Beispiel daraus ergeben, dass sie anhand der Leistung des jeweiligen Mitarbeiters beurteilt werden. Des Weiteren können Organisationsmitglieder auch deshalb von einem Mitarbeiter abhängig sein, weil die Erfüllung der eigenen Aufgaben eine gewissenhafte Aufgabenerfüllung dieses Mitarbeiters voraussetzt (Katz/Kahn, 1978). Der betreffende Mitarbeiter selbst ist wiederum bemüht, die Erwartungen der anderen Personen zu erfüllen, um finanzielle Belohnung und soziale Anerkennung zu erhalten. Klappt dieser Austausch gut, dann kann sich Zufriedenheit einstellen, weil die eigenen Fähigkeiten erfolgreich mit den Fähigkeiten anderer verknüpft und die Erwartungen der Arbeitsumwelt erfüllt werden (Katz/Kahn, 1978). Wenn der Austausch nicht gut funktioniert, kann Stress entstehen. Dieses Phänomen wird als Rollenkonflikt bezeichnet.

Ein Mitarbeiter befindet sich dann in einem Rollenkonflikt, wenn die Erwartungshaltung von einer Person oder Personengruppe die Erfüllung anderer relevanter Erwartungen erschwert oder unmöglich macht (Quick et al., 2013). Zum Beispiel kann ein Mitarbeiter in einen Rollenkonflikt geraten, wenn die Erwartungen seines Vorgesetzten mit den Erwartungen seiner Kollegen auseinander gehen: Weil der Mitarbeiter zukünftig als Führungskraft agieren soll, erwartet der Vorgesetzte Durchsetzungskraft und Verantwortungsübernahme innerhalb einer Arbeitsgruppe. Die Kollegen in der Arbeitsgruppe erwarten hingegen Zusammenarbeit auf Augenhöhe und akzeptieren das Führungsverhalten durch den Mitarbeiter nicht in dem Maße, wie der Vorgesetzte es von seiner künftigen Führungskraft sehen möchte. Aus der Schwierigkeit, diesen konkurrierenden Erwartungen gerecht zu werden, kann Stress beim Mitarbeiter entstehen (Quick et al., 2013). Des Weiteren liegt auch dann ein Rollenkonflikt vor, wenn die Erwartungen der Arbeitsumwelt nicht mit den Erwartungen zu vereinbaren sind, die ein Mitarbeiter an sich selbst stellt (Katz/Kahn, 1978). So könnten zum Beispiel einige Mitglieder einer Arbeitsgruppe von einem besonders kompetenten Kollegen erwarten, dass dieser wichtige Entscheidungen trifft. Wenn dieser Mitarbeiter jedoch davon überzeugt ist, dass die besten Entscheidungen im Konsens getroffen werden, wird er ein entsprechend demokratisches Verhalten von der eigenen Person erwarten. In diesem Fall liegt ein Rollenkonflikt zwischen den Erwartungen der Kollegen und den Erwartungen, die der Mitarbeiter an sich selbst stellt, vor.

Neben Rollenkonflikten kann auch ein Mangel an Rollenklarheit Stress bei Mitarbeitern auslösen (Schaubroeck et al., 1993). Ein solcher Mangel liegt dann vor, wenn ein Mitarbeiter nur unklare oder verwirrende Informationen darüber erhält, was der für ihn relevante Personenkreis von ihm erwartet. Zur Veranschaulichung kann auf das bereits angeführte Beispiel der künftigen Führungskraft zurückgegriffen werden. Dieser Mitarbeiter könnte einige Bemerkungen des Vorgesetzten so verstanden haben, dass eine Beförderung ansteht, verlässliche Aussagen wurden dazu jedoch noch nicht getroffen. Der Mitarbeiter ist sich nun unsicher darüber, ob er in der Arbeitsgruppe mehr Verantwortung übernehmen soll, oder ob er die Bemerkungen des Vorgesetzten falsch ausgelegt hat und es somit keinen Anlass dazu gibt, anders zu handeln. Da dem Mitarbeiter sehr viel daran liegt, seine Arbeit gut zu machen, macht sich zunehmend Frustration breit, weil er nicht weiß, wie er sich zu verhalten hat, um zufriedenstellende Arbeit zu leisten. Kurz: Der Mitarbeiter leidet unter einem Mangel an Rollenklarheit. Stressoren die, wie im Beispiel, auf unklaren Informationen über Erwartungen basieren, können insbesondere in solchen Unternehmen auftreten, die sich dauerhaft in Restrukturierungsprozessen befinden (Hassan, 2013). Unter derartigen Umständen sollten Verantwortungsträger im Unternehmen ein besonderes Augenmerk darauf legen, dass den Mitarbeitern die an sie gestellten Erwartungen wirklich klar sind. Allerdings muss auch erwähnt werden, dass ungewisse Erwartungen bis zu einem bestimmten Grad akzeptabel und sogar förderlich sein können. So ist es beispielsweise vorstellbar, dass die Kreativität von Mitarbeitern durch Anweisungen, die keinen Spielraum für eigene Auslegungen lassen, gehemmt wird (Wang et al., 2011).

3.2.2 Auswirkungen von Rollenkonflikten und mangelnder Rollenklarheit

Rollenkonflikte und ein Mangel an Rollenklarheit wirken sich in vielerlei Hinsicht negativ auf den Erfolg von Unternehmen aus. Die Leistungsfähigkeit von Mitarbeitern, die von Rollenkonflikten oder einem Mangel an Rollenklarheit betroffen sind, ist nachweislich verringert (Schaubroeck et al., 1993). Dies kann dadurch erklärt werden, dass die Leistungsmotivation im Falle unklarer Erwartungen und Verhaltenskonsequenzen niedriger ist, da der Mitarbeiter daran zweifeln muss, dass er mit seiner Arbeit »auf dem richtigen Weg ist« und seine Anstrengungen belohnt werden (Jackson/Schuler, 1985). Die Produktivität der Betroffenen wird zudem unmittelbar dadurch verringert, dass sie der Arbeit häufiger fernbleiben, möglicherweise, um Frustration durch Ungewissheit und Konflikt zu vermeiden. Aus diesem Grund ist auch mit erhöhten Jobwechselabsichten bei einem chronischen Mangel an Rollenklarheit und Rollenkonflikten zu rechnen (Katz/Kahn, 1978). Rollenkonflikte und ein Mangel an Rollenklarheit können auch indirekt zu einer Erhöhung der Arbeitsunfähigkeitstage führen, weil sie ein Risiko für die körperliche und psychische Gesundheit von Mitarbeitern darstellen (Hassan, 2013; Jackson/Schuler, 1985). Neben den gesundheitlichen Belastungen ist auch eine häufig verringerte Arbeitszufriedenheit festzustellen (Jackson/Schuler, 1985).

3.2.3 Möglichkeiten zur Steigerung von Rollenklarheit in Unternehmen

Bei der Prävention von Rollenkonflikten und unklaren Rollenerwartungen spielen Führungskräfte eine entscheidende Rolle. Sie verfügen über die notwendigen Informationen und die Autorität, um ihren Mitarbeitern Verantwortungsbereiche und Erwartungen zuzuweisen und zu verdeutlichen, und sie können gezielt die Kommunikation innerhalb des Teams fördern, was ebenfalls zum Abbau von Rollenkonflikten und der Steigerung von Rollenklarheit führen kann. In der Folge werden einige Ansatzpunkte zur Förderung von Rollenklarheit und zur Vermeidung von Rollenkonflikten vorgeschlagen. Dabei gilt es stets zu beachten, dass die Maßnahmen nicht bei jedem Mitarbeiter geeignet sind. Wie weiter oben erläutert, können zu scharf umrissene Erwartungen kreative Schaffensprozesse hemmen, indem sie Autonomie beschränken. Bei kreativ tätigen Mitarbeitern sollte dieser Aspekt berücksichtigt werden. Auch bei hochqualifizierten Mitarbeitern sind die Maßnahmen besonders zu reflektieren. So sind explizite Erläuterungen, wie Aufgaben verrichtet werden sollen, möglicherweise nicht angemessen, wenn der betreffende Mitarbeiter in seinem Aufgabenbereich eine hohe Kompetenz und Eigenständigkeit aufweist. Allerdings kann auch gerade die Leistung hochqualifizierter Mitarbeiter stark unter ungewissen Zuständigkeitsbereichen und Priorisierungen leiden (Yukl, 2006).

3.2.3.1 Klären Sie Ihre Mitarbeiter gezielt über Verantwortungsbereiche, Tätigkeitsanforderungen und organisationale Bedingungen auf

Führungskräfte haben die Möglichkeit, regelmäßig stattfindende Mitarbeitergespräche zu nutzen, um Rollenkonflikten entgegenzuwirken und einen Mangel an Rollenklarheit vorzubeugen. In diesen Gesprächen gilt es, Verantwortungsbereiche abzustecken und festzulegen, wie weit die Befugnisse eines Mitarbeiters reichen (Yukl, 2006). So kann Rollenkonflikten vorgebeugt werden, indem der Mitarbeiter erfährt, in welchen Situationen die Erwartungen welcher Personen relevant sind. Des Weiteren sollten Arbeitsaufträge eindeutig erklärt, und durch die Nennung von Prioritäten und Abgabeterminen konkretisiert werden. Wichtig ist, dass in diesem Zuge die organisationalen Rahmenbedingungen erläutert werden, unter denen die Erwartungen zustande gekommen sind. Die Bedeutung der Tätigkeit des Mitarbeiters für die Abteilung und das gesamte Unternehmen sollte von der Führungskraft in das Gespräch eingebunden werden. Gleichzeitig können die grundlegenden Richtlinien der Organisation verdeutlicht und mit der Einzeltätigkeit des Mitarbeiters in inhaltliche Verbindung gebracht werden (Yukl, 2006). Die Einbettung der Leistung eines Mitarbeiters in einen größeren organisationalen Zusammenhang gibt dem Mitarbeiter zusätzliche Informationen, durch die einem Mangel an Rollenklarheit entgegengewirkt werden kann. Die genannten Gesprächsinhalte können in einer Checkliste zusammengefasst werden (▶ **Tab. 3.1**), sodass Führungskräfte die Möglichkeit haben, diese Punkte gezielt anzusprechen. Diese Checkliste kann dann besprochen werden, wenn ein neuer Mitarbeiter seine Stelle beginnt. Für die bereits bestehenden Mitarbeiterverhältnisse gilt: Am besten gesonderte Mitarbeitergespräche zum Thema Rollenklarheit einberufen. Sind Mitarbeitergespräche nur schwer zu organisieren, sollte die Möglichkeit genutzt werden, die Checkliste im Tagesgeschäft »abzuarbeiten«. Durch entsprechende Nachfragen gilt es dabei stets sicherzustellen, dass die Ausführungen auch wirklich verstanden worden sind. Durch diesen gezielten Kommunikationsprozess können widersprüchliche und unklare Erwartungen zwischen Mitarbeiter und Vorgesetztem als solche identifiziert, und Rollenkonflikten und Rollenunklarheit somit unmittelbar entgegenwirkt werden.

Tab. 3.1: Checkliste Rollenklarheit fürs Mitarbeitergespräch

Checkliste zur Verdeutlichung von Erwartungen und Aufgaben im Mitarbeitergespräch
Den generellen Verantwortungsbereich definieren
• Erklären der wichtigsten Verantwortlichkeiten des Mitarbeiters • Verdeutlichung, wie weit die Entscheidungsbefugnisse des Mitarbeiters reichen • Darstellung der Bedeutung der Tätigkeit des Mitarbeiters für die Abteilung/das Team • Erklären, was im Fall konflikthafter und unklarer Erwartungen zu tun ist (Ansprechpartner)
Konkrete Arbeitsanweisungen geben
• Erklären des Arbeitsauftrag für den Mitarbeiter • Erklären der Gründe für den Arbeitsauftrag • Festlegung von Prioritäten und Abgabetermine • Durch Nachfragen sicherstellen, dass der Mitarbeiter die Anweisungen verstanden hat
Ziele setzen
• Vereinbaren von Ziele für die Aufgabenbereiche, die für die Leistung des Mitarbeiters entscheidend sind • Vereinbaren von eindeutigen und spezifischen Zielen • Vereinbaren von herausfordernden, aber realistischen Zielen • Vereinbaren von Termine, an denen besprochen werden soll, ob die Ziele erreicht wurden

3.2.3.2 Formulieren Sie im Austausch mit Ihren Mitarbeitern individuelle Ziele

Einige der soeben beschriebenen Ansatzpunkte werden auch in der sogenannten »Goal Setting-Theorie« aufgegriffen. »Goal Setting« beschreibt einen Prozess, bei dem Ziele für einen Mitarbeiter formuliert werden und besprochen wird, wie diese am besten zu erreichen sind (▶ **Tab. 3.1**). Der Austausch zwischen Mitarbeiter und Vorgesetzten steht dabei im Vordergrund. Im Austausch mit dem Mitarbeiter sollten Führungskräfte darauf achten, herausfordernde, erreichbare und messbare Ziele zu erarbeiten (Yukl, 2006). Die Messbarkeit eines Ziels ist Voraussetzung für ein angemessenes Feedback durch den Vorgesetzten im weiteren Verlauf des Arbeitsprozesses. Feedback wiederum ist wichtig für die Beseitigung von Unsicherheit, es wirkt einem Mangel an Rollenklarheit also unmittelbar entgegen (▶ Kap. 2.3). Des Weiteren schlagen Forscher einen bestimmten Ablauf des »Goal Setting«-Prozesses vor. Am Anfang steht die Formulierung eines Ziels, welches aus Verhandlungen zwischen einem Mitarbeiter und seinem Vorgesetzten resultiert. Den Verhandlungsprozess können Führungskräfte nutzen, um die Beziehung zum Mitarbeiter weiterzuentwickeln. Es gilt hier, eigene Erwartungen zu artikulieren, zu Grunde liegende organisationale Rahmenbedingungen zu erklären und die Erwartungen und Wünsche des Mitarbeiters zu verstehen und zu berücksichtigen. Wird eine Übereinkunft bezüglich eines herausfordernden, erreichbaren und messbaren Ziels getroffen, kann davon ausgegangen werden, dass Rollenkonflikten und Unklarheiten bereits bedeutend entgegengetreten wird (Quick et al., 2013). Auf die Formulierung des Ziels folgen eine Besprechung von Verhaltensweisen, mit denen das Ziel am besten erreicht werden kann, sowie die Bestimmung von Verantwortlichkeiten. Abschließend werden Kriterien festgelegt, anhand derer ausgemacht werden kann ob das Ziel erreicht wurde oder nicht. Es empfiehlt sich in diesem Zuge auch zu besprechen, mit welcher Belohnung der Mitarbeiter im Erfolgsfall rechnen kann (zum Beispiel Profilierung bei den Führungskräften, Aufstiegsmöglichkeiten, Weiterentwicklung eigener Kompetenzen).

Zu beachten ist, dass ein angemessenes »Goal Setting« auf Mitarbeiterebene klare Ziele und Verantwortungsbereiche auf höheren Ebenen voraussetzt. Die Sinnhaftigkeit eines Mitarbeiter-»Goals« ergibt sich in der Regel aus den Zielen der gesamten Organisation (Quick et al., 2013). Führungskräfte sollten sich dies bewusst machen und im Fall unzureichender Klarheit die Weiterentwicklung der Definition von Unternehmenszielen und Verantwortungsbereichen auf Führungsebene anregen.

3.2.3.3 Führen Sie regelmäßige Treffen ein, bei denen sich alle Mitglieder der Abteilung austauschen können

Es wurde bereits festgestellt, dass sich die Rolle eines Mitarbeiters nicht nur aus den Erwartungen der Vorgesetzten, sondern auch aus den Erwartungen der Kollegen ergibt. Die Erwartungen der Kollegen an einen Mitarbeiter können verschieden sein. Stehen diese Erwartungen miteinander in Konflikt oder werden nicht eindeutig geäußert, so kann dies zu Stress und ggf. zu Belastung beim betroffenen Mitarbeiter führen. Führungskräfte sollten also darauf achten, die Kommunikation von Erwartungshaltungen innerhalb eines Teams zu fördern (Hassan, 2013). Eine Option hierfür ist die Einführung regelmäßiger Treffen, bei denen die gesamte Abteilung zusammen kommt (bzw. alle Personen, deren gegenseitige Erwartungen die Rollen der Teammitglieder formen). So wird den Mitarbeitern die Möglichkeit gegeben, Bedenken zu äußern und Ungewissheiten aus dem Weg zu räumen (Halbesleben et al., 2006). Führungskräfte können derartiges Verhalten beispielsweise dadurch fördern, dass sie bei der Besprechung des Tagesgeschäfts offen in die Runde der Mitarbeiter fragen, wie die Belegschaft zu dem Vorgetragenen steht und ob es Anmerkungen gibt. Der Einzelne hat durch derartige Treffen die Möglichkeit, verstärkt Einfluss auf den Arbeitsprozess zu nehmen. So können andere Mitarbeiter dazu bewegt werden, unangemessene Erwartungen aufzugeben, wodurch Rollenkonflikte gemindert werden können (Jackson, 1983). Wie Sie auch in dem Abschnitt »Fairness« lesen können, kann die Einbeziehung von Mitarbeitern in Entscheidungsprozesse auch generell Disstress und Belastung durch den Arbeitsplatz reduzieren.

3.2.3.4 Zusammenfassung

Es kann vorkommen, dass ein Mitarbeiter an seinem Arbeitsplatz »zwischen zwei Stühlen steht«, weil die Erwartungen, die seine Kollegen an ihn stellen, nicht miteinander zu vereinbaren sind. In einer solchen Situation spricht man von einem Rollenkonflikt. Es kann aber auch der Fall sein, dass ein Mitarbeiter sich im Unklaren darüber ist, was die Kollegen überhaupt von ihm erwarten, z. B. weil er fasst nie Feedback zu seiner Arbeit bekommt. In diesem Fall liegt ein Mangel an Rollenklarheit vor. Beide Situationen können nachweislich nicht nur als ein Risiko für die Gesundheit von Mitarbeitern verstanden werden, sie können auch zu finanziellen Einbußen für Unternehmen führen. Das kann z. B. dadurch erklärt werden, dass Mitarbeiter, die ständig befürchten müssen, dem einen oder anderen Kollegen »auf die Füße zu treten«, weil es unmöglich ist, allen Erwartungen gerecht zu werden, der Arbeit häufiger fernbleiben, um entsprechende Situationen zu vermeiden. Führungskräfte können Rollenkonflikten und einem Mangel an Rollenklarheit vor allem durch ihre Rolle als »Feedback-Geber« entgegenwirken. Aber auch die Förderung der Kommunikation innerhalb der Belegschaft ist ein wichtiges Instrument, um die Belastungen durch »Rollenstress« zu verringern.

3.3 Informations- und Kommunikationstechnologien

3.3.1 Einleitung, Begriffsklärung und wissenschaftlicher Hintergrund

Computer, Internet und Smartphones sind im 21. Jahrhundert allgegenwärtig: die Urlaubsfotos der Verwandtschaft werden kurz nach ihrem Entstehen über ein E-Mail-Konto abgerufen, die neuste Anwendung für das Smartphone hilft bei der Orientierung in fremden Städten, und das Bild des öffentlichen Nahverkehrs ist durch Menschen geprägt, die auf vielerlei Displays starren. Die Verbreitung von Kommunikationstechnologien schlägt sich auch im beruflichen Alltag vieler Menschen nieder. Laut Statistischem Bundesamt (2013) nutzen 55 % der Beschäftigten in Deutschland mindestens einmal pro Woche einen Computer mit Internetzugang für berufliche Zwecke. Der wohl meistgenutzte Dienst des Internets für berufliche Zwecke ist das Versenden von E-Mails. Mit dieser Technologie können Nachrichten, selbst wenn sie umfangreiche Dokumente und Grafiken enthalten, schnell und kostengünstig versendet werden. Die Effizienz der Kommunikation in einem Unternehmen kann auf diese Art und Weise enorm gesteigert werden (Dewett/ Jones, 2001), und ist so für viele Organisationen unverzichtbar geworden. Auch für Mitarbeiter ist es praktisch, ihre Korrespondenz mit wenigen Klicks per E-Mail organisieren zu können. Die häufige Nutzung von E-Mails zur beruflichen Korrespondenz kann jedoch auch als Stressor wirken. Weil Körpersprache oder Stimme keine Hilfestellung bei der Interpretation von per E-Mail gesendeten Informationen geben, ist die Gefahr von Missverständnissen besonders groß (Rainey, 2000), und kann bei Mitarbeitern zu Frustration und Stress führen (Day et al., 2012).

Der Einsatz von E-Mails bietet Chancen, kann aber bei Mitarbeitern auch zu Stress und einem erhöhten Risiko für Belastung führen. Diese Ambivalenz gilt nicht nur für E-Mails, sondern auch für andere Informations- und Kommunikationstechnologien. Die Begrifflichkeit »Informations- und Kommunikationstechnologien« (IKT) umfasst alle Geräte und Technologien, die Informationen sammeln, speichern und senden können (Steinmueller, 2000). In der Folge wird dargestellt, wie IKT als Stressoren wirken und so Stress und das Risiko für Belastung bei Mitarbeitern erhöhen können.

3.3.2 Auswirkungen der Nutzung von Informations- und Kommunikationstechnologien

3.3.2.1 Überlastung durch Informationen

Der Erhalt neuer Informationen kann die Lösung eines Problems bedeuten. Dies ist wahrscheinlich ein Grund dafür, dass Informationen in vielen Organisationen im Sinne des Mottos »Information ist Macht« als Schlüssel zum Erfolg verstanden werden. Dies führt dazu, dass Mitarbeiter täglich mit einer großen Menge an Informationen konfrontiert werden (Edmunds/Morris, 2000). Dies kann zu einer mentalen Überlastung führen. Die zunehmende Nutzung von Informations- und Kommunikationstechnologien erhöht das Risiko der Überlastung durch zu viele Informationen, da IKT eine sehr schnelle und umfangreiche Vermittlung von Informationen ermöglichen. Mitarbeiter sehen sich deshalb unter Umständen mit einer Fülle an Informationen konfrontiert, denen die begrenzte Verarbeitungskapazität des menschlichen Gehirns (Todd/Marois, 2004) unmöglich gerecht werden kann. Stress, eine erhöhte Fehlerrate, verringerte Arbeitszufriedenheit und körperliche Beschwerden sind typische Konsequenzen (Klapp, 1986; Lewis, 1996). Auch bei der gezielten Suche nach Informationen, zum Beispiel bei einer Internetrecherche, kann kognitive Überlastung entstehen. Aus der exponentiell wachsenden Menge an Informationen, welche im Netz bereitgestellt wird, muss der Mitarbeiter relevante Informationen herausfiltern, was viel Zeit beanspruchen kann und kognitiv fordernd ist.

3.3.2.2 Unterbrechungen durch Informationen

Der Erhalt von Informationen kann Mitarbeiter aber auch deshalb belasten, weil durch E-Mails der Arbeitsfluss unterbrochen wird. Viele Mitarbeiter sehen sich gezwungen, auf das Signal einer eingegangenen E-Mail genauso unmittelbar zu reagieren wie auf einen Telefonanruf (Jackson et al., 2003). Viele E-Mail-Nachrichten sind allerdings unbedeutend, zum Beispiel Massen-Rundmails, Spam oder E-Mails, bei denen ein Mitarbeiter nur in den CC gesetzt worden ist. Durch diese Art von E-Mails geht viel Zeit verloren, was den Druck hinsichtlich der Bearbeitung anderer Aufgaben erhöht. Dies ist insofern besonders bemerkenswert, weil die Möglichkeit der IKT-Nutzung die Erwartungen an die Produktivität eines Mitarbeiters erhöht, nicht erniedrigt (Day et al., 2012).

3.3.2.3 Ständige Erreichbarkeit

Der berufliche Alltag konfrontiert viele Menschen häufig mit komplexen Problemstellungen. Das können inhaltliche Fragestellungen bezüglich des aktuellen Arbeitsauftrags, aber auch Herausforderungen im Umgang mit Kollegen und Vorgesetzten sein. Leider liegt es nicht in der Natur dieser Probleme, dass sie stets pünktlich zum Feierabend gelöst werden können. So kommt es häufig dazu, dass berufliche Fragestellungen Mitarbeiter auch in der Freizeit beschäftigen. Die Ansicht, dass Wohlbefinden, Lebensqualität und Arbeitsleistung langfristig unter diesem Phänomen leiden, hat sich weitgehend durchgesetzt – die Begrifflichkeit »Work-Life-Balance« ist in aller Munde. Studien zeigen, dass neben einer räumlichen auch eine gedankliche Loslösung von der Arbeit sinnvoll ist, um sich von beruflichen Anforderungen zu erholen und gesund zu bleiben. Informations- und Kommunikationstechnologien erschweren die Loslösung von der Arbeit und können so zu Stress für Mitarbeiter werden (Day et al., 2012). Dies kann dadurch erklärt werden, dass Laptops, Smartphones und der Zugriff auf Firmennetzwerke über das Internet Arbeitnehmern ermöglichen, auch außerhalb des Arbeitsplatzes beruflich tätig und erreichbar zu sein. Aus diesen Möglichkeiten können entsprechende Erwartungen von Organisationen an Mitarbeiter resultieren. Von vielen Berufstätigen wird heutzutage erwartet, dass sie ständig erreichbar sind. Das ein Loslösen von der Arbeit unter derartigen Bedingungen schwer fällt, ist leicht vorstellbar und wurde auch in wissenschaftlichen Studien beobachtet (Park et al., 2011). Ebenso wie der Zugang zu großen Informationsmengen und E-Mail-Korrespondenz ist aber auch die örtliche Unabhängigkeit durch IKT nicht nur negativ zu bewerten. Heimarbeit kann die Gesundheit von Mitarbeitern insofern fördern, als sie die Möglichkeit bietet, familiären Erwartungen verstärkt gerecht zu werden, wodurch sie möglichen Konflikten zwischen Arbeit und Familie entgegenwirkt (▶ Kap. 3.4).

3.3.2.4 Fehlfunktionen – Verlorene Daten, Viren und kryptische Fehlermeldungen

Im Internet kursiert eine Vielzahl von Videoclips, in denen Menschen ihren Computer aus dem Fenster werfen. Vielleicht sind diese Clips deshalb so beliebt, weil ihre Akteure etwas tun, von dem insgeheim jeder schon einmal geträumt hat. Gut vorstellbar, denn langsame Computer, abgestürzte Computer, verlorene Daten, unverständliche Fehlermeldungen und elektronische Viren nehmen nicht nur viel Zeit in Anspruch, sie können auch zu starker Frustration führen (Ceaparu et al., 2004). Die regelmäßige Konfrontation mit derartigen Ärgernissen kann Stress auslösen und so Wohlbefinden und Gesundheit langfristig leiden lassen. Eine Erklärung dafür findet sich bei Betrachtung der Grundlagenforschung zum Thema Stress. Das *Transaktionale Stressmodell* von Lazarus (1966) besagt unter anderem, dass Reize aus der Umwelt dann Stress auslösen können, wenn sie ein für die betroffene Person wichtiges Anliegen bedrohen. Die Nutzung von Informations- und Kommunikationstechnologien am Arbeitsplatz liefert diesbezüglich viele passende Beispiele: Zum Beispiel hängt das Gehalt eines Call-Center-Agents häufig davon ab, wie viele Kunden er erfolgreich bei der Lösung eines Problems mit dem vertriebenen Produkt berät. Während der telefonischen Beratung muss dieser Mitarbeiter häufig mehrere Programme starten, um Informationen zu erhalten, mit denen der Kunde unterstützt werden kann. Wenn es nun während dieser Tätigkeit häufiger zu Problemen mit dem Computer kommt, es könnte sich um ein älteres Modell handeln, dann erschwert dieses technische Problem dem Call-Center-Agent die Erreichung seiner Ziele. Eventuell entgehen auch Prämien oder die Person muss länger arbeiten. Wichtige Anliegen des Mitarbeiters werden also durch den Computer bedroht, sodass dieser als potentieller Stressor verstanden werden kann. Eine Stressreaktion erfolgt dann, wenn der Person keine Maßnahmen zur Verfügung stehen, um dieser Bedrohung entgegenzuwirken (Lazarus, 1966).

3.3.2.5 Kontinuierlicher Lernbedarf

Die Entwicklung der Informations- und Kommunikationstechnologien vollzieht sich in einem rasanten Tempo. In nicht allzu ferner Vergangenheit repräsentierten 56K-Modems den Stand der Technik, gegenwärtig ist es der mobile Breitbandzugang im Taschenformat. Die Weiterentwicklung von IKT kann entlastende Wirkungen für Mitarbeiter haben. Die Situation des Call-Center-Agents aus dem vorherigen Abschnitt würde durch die Verfügbarkeit neuerer Technologien beispielsweise deutlich verbessert werden. Doch auch die kontinuierliche und schnelle Weiterentwicklung von IKT muss hinsichtlich ihrer Wirkung auf Nutzer bzw. Mitarbeiter differenziert betrachtet werden (Day et al., 2012). In der modernen Arbeitswelt werden in immer kürzer werdenden Abständen neue IKT eingeführt (Korunka/Vitouch, 1999). Dies kann bei Mitarbeitern zu Frustration, erhöhtem Arbeitsaufwand und Stresserleben führen (Day et al., 2012). Eine Erklärungsmöglichkeit ist der zusätzliche Lernaufwand, den Mitarbeiter erbringen müssen, um mit der neuen bzw. aktualisierten Software und Hardware arbeiten zu können.

Zu Beginn des Lernprozesses können Mitarbeiter zu dem Schluss kommen, dass aufgrund der Einführung der neuen Technologie ihre Kompetenzen mit dem Auslaufen der Verwendung der bisherigen Technologie nicht mehr gefragt sind. Darüber hinaus stellt sich bei vielen das Gefühl ein, dass sie den Arbeitsanforderungen ihrer Stelle nicht länger gerecht werden können (Wood, 2001; ▶ Kap. 1.1.1.1). Neben erhöhten Lernanforderungen kann bei Schwierigkeiten im Umgang mit den neuen IKT auch das Selbstwertgefühl von Mitarbeitern leiden (Wood, 2001).

3.3.2.6 Überwachung durch den Arbeitgeber

Die Nutzung von Informations- und Kommunikationstechnologien am Arbeitsplatz stellt für den Arbeitgeber eine Möglichkeit zur elektronischen Überwachung dar. Denn der Arbeitgeber hat ein Interesse daran sicherzustellen, dass die Mitarbeiter innerhalb der bezahlten Arbeitszeit auch tatsächlich Leistung erbringen. Dementsprechend werden in einigen Unternehmen Telefongespräche mit Kunden, die Verwendung des Internets und der E-Mail-Verkehr überwacht (Day et al., 2012). Besonderheiten der Überwachung durch IKT sind beispielsweise die Möglichkeit zur dauerhaften Überwachung einer Vielzahl von Mitarbeitern, oder auch die massenhafte Speicherung von Kommunikationsverläufen (Fairweather, 1999). Die Überwachung durch den Arbeitgeber kann von Mitarbeitern dahingehend ausgelegt werden, nicht vertrauenswürdig oder kompetent genug zu sein, was einen Angriff auf das Selbstwertgefühl darstellen kann (Fairweather, 1999). Wissenschaftliche Untersuchungen weisen darauf hin, dass Überwachungspraktiken auch deshalb fragwürdig sind, weil sie das psychische und körperliche Wohlbefinden von Mitarbeitern gefährden. Im Zusammenhang mit Überwachung durch IKT wurden depressive und ängstliche Zustände, Wut und körperliche Beschwerden beobachtet (Coovert/Thompson, 2003; Fairweather, 1999). Erklären lassen sich diese Resultate dadurch, dass Überwachung zur Wahrnehmung von geringeren Handlungsspielräumen, höheren Arbeitsanforderungen und mangelhafter sozialer Unterstützung führt, was zu Disstress und Belastung führen kann (Day et al., 2010).

3.3.3 Möglichkeiten für eine gesunde Nutzung von Informations- und Kommunikationstechnologien in Unternehmen

Die Nutzung von Informations- und Kommunikationstechnologien kann für ein Unternehmen und seine Mitarbeiter auf vielfältige Weise vorteilhaft sein, zum Beispiel durch schnelle Kommunikation und Datenverarbeitung, erweiterten Zugriff auf Wissen und örtliche Flexibilität. Jedoch kann die Nutzung von Informations- und Kommunikationstechnologien auch, wie im vorherigen Abschnitt gezeigt, zu Disstress und Belastung bei Mitarbeitern führen. Verantwortliche haben jedoch gute Möglichkeiten, Stressoren durch IKT direkt entgegenzuwirken, weil diejenigen Stressoren, die mit IKT in Verbindung gebracht werden, relativ griffig und klar zu identifizieren sind. So liegt es beispielsweise nahe, stressauslösende Fehlfunktionen dadurch zu bekämpfen, dass technische Unterstützung durch interne IT-Experten organisiert wird (Day et al., 2012). In kleinen und mittelständischen Unternehmen (KMU) ist dies jedoch nicht immer möglich. Unter entsprechenden Umständen könnten in KMU die Möglichkeit genutzt werden, Unterstützung durch solche Mitarbeiter, die sicher im Umgang mit IKT sind, im Sinne eines »Peer-to-Peer-Coachings« in die Wege zu leiten. Entlastung der Mitarbeiter durch Bereitstellung aktueller Technologien und Upgrades liegt ähnlich nahe. Dabei sollten Verantwortliche darauf achten, dass die Neuerungen gezielt berichteten Problemen entgegenwirken (Day et al., 2012), also einen Nutzen versprechen, und nicht nur um der Neuerung selbst willen eingeführt werden.

3.3.3.1 Nutzen Sie ihre Vorbildfunktion und erarbeiten Sie Richtlinien für die Nutzung von IKT

Schon kleine Veränderungen des alltäglichen Verhaltens können Mitarbeitern dabei helfen, die Belastung durch IKT zu reduzieren. Verantwortungsträger in Unternehmen können gesunde Verhaltensweisen auf zwei Wegen fördern. Zum einen sollten sie ihre Vorbildfunktion nutzen und das gesundheitsförderliche Verhalten vorleben (Bandura/McClelland, 1977; Finkelstein, 2005). Zum anderen haben sie die Möglichkeit, in Zusammenarbeit mit den Mitarbeitern, Richtlinien festzulegen, die den erwünschten Umgang mit IKT regeln.

Zunächst zur Vorbildfunktion: Erleben Mitarbeiter einen Vorgesetzten, der auch im Urlaub stets auf dem Laufenden gehalten werden möchte oder gar von dort aus Arbeitsanweisungen gibt, könnte dies nicht nur als ein Mangel an Vertrauen wahrgenommen werden, es dürfte auch die Ansicht bestärken, dass von den Mitarbeitern vergleichbares Verhalten erwartet wird. Verantwortungsträger können ihren Mitarbeitern und sich selbst eine erholsame Freizeit ermöglichen, indem sie Feierabende, Wochenenden und Urlaubstage strikt von beruflichen Anforderungen freihalten, und dies klar kommunizieren und vorleben (Park et al., 2011). Betonen Sie bei der Verabschiedungsrunde am nächsten Freitag doch einmal, wie sehr sie sich darauf freuen, am Wochenende ihrem liebsten Hobby nachzugehen und einmal gar nicht an die Arbeit zu denken. Und machen Sie dies dann auch! Bezüglich eines gesunden Umgangs mit großen Informationsmengen können Verantwortliche zum Beispiel im Rahmen der E-Mail-Korrespondenz positive Vorbilder sein. Das heißt: Seien Sie sparsam beim Versenden elektronischer Post. Fragen Sie sich das nächste Mal, bevor Sie bei einer E-Mail auf »Senden« klicken: »Wer muss wirklich über alle Zwischenschritte eines Projekts auf dem Laufenden sein? Für wen genügt der Endstand, den man im nächsten Jour Fix kommuniziert? Wer ist überhaupt von der Sache betroffen? Wie viele Ihrer E-Mails sind so geschrieben, dass sie unweigerlich eine Mailkette in Gang setzen?« (Lehky, 2011, S. 51). Gut möglich, dass sich die Liste der Adressaten auf diese Art und Weise deutlich verkleinert und Sie bei kontroversen Themen doch einen Telefonanruf oder das persönliche Gespräch vorziehen. Dann werden Sie vielleicht auch feststellen, dass Überzeugungsarbeit besser von Angesicht zu Angesicht geleistet werden kann (Rainey, 2000). Diese und andere »vorbildliche« Verhaltensweisen können in Form eines kleinen Katalogs mit Richtlinien zur

Nutzung von IKT (▶ **Tab. 3.2**) für die Belegschaft in Ihrem Unternehmen festgehalten werden. Die Einbindung Ihrer Mitarbeiter bei der Formulierung der Richtlinien ist dabei von entscheidender Bedeutung (▶ **Kap. 2.2**). Diskutieren Sie in Ihrem Team beispielsweise eine Richtlinie, der zufolge jeder Mitarbeiter ein E-Mail-Konto und Mobilfunktelefon haben sollte, welches ausschließlich für berufliche Belange gedacht ist und nach Dienstende nicht mehr abgerufen bzw. verwendet wird. Dabei sollten Sie anbieten, die entsprechenden Ressourcen zur Verfügung zu stellen. Die Richtlinien könnten des Weiteren regeln, welche Themen nicht per E-Mail kommuniziert werden sollten, wann und wie oft das E-Mail-Konto abgerufen wird, nach welcher Zeitspanne Antworten erwartet werden dürfen und in welchen Situationen welche Mitarbeiter und Führungskräfte zu informieren sind.

3.3.3.2 Behalten Sie den Endnutzer bei der Implementierung neuer IKT im Blick

Um Unsicherheiten bezüglich neuer IKT einzudämmen und den erforderlichen Lernprozessen Raum und Zeit zu bieten, sollten Verantwortliche die Einführung neuer IKT bewusst gestalten. Die Einbeziehung der betroffenen Mitarbeiter steht dabei im Vordergrund. Eine erfolgreiche Einbeziehung lässt sich anhand dreier Aspekte beschreiben: Die Mitarbeiter wissen, was sie erwartet, sie können mitentscheiden und übernehmen Verantwortung (Baronas/Louis, 1988). In einem ersten Schritt sollte der Fokus der Verantwortlichen somit darauf liegen, den zukünftigen Nutzern ein vollständiges und detailliertes Bild vom Verlauf des IKT-Implementierungsprozesses zu geben. Dies kann z. B. durch eine PowerPoint-Präsentation mit anschließender Fragerunde und Diskussion der Erwartungen, Wünsche und Bedenken realisiert werden. Besonderes Augenmerk sollte in diesem Rahmen darauf liegen, den Mitarbeitern zu kommunizieren, dass die Wahrnehmung von Kontrollverlust gegenüber der neuen Technologie und Frustrationserlebnisse während eines solchen Prozesses durchaus üblich sind (Baronas/Louis, 1988). Der zweite Aspekt einer erfolgreichen Einbeziehung von zukünftigen Endnutzern ist deren Partizipation bei Entscheidungen. Dieser könnte umgesetzt werden, indem Entscheidungen bezüglich des Zeitpunkts des Einführungsprozesses oder hinsichtlich der Kontrolle von Lernerfolgen im Umgang mit der eingeführten Technologie im Konsens getroffen werden. In diesem Zuge kann Mitarbeitern auch Verantwortung übertragen werden, womit dem dritten Aspekt entsprochen wird. Erhält ein Mitarbeiter die Verantwortung für die Organisation entsprechender Meetings, oder für andere Aufgaben, die für den Erfolg des Implementierungsprozesses von Bedeutung sind, so wird dieser Mitarbeiter ein größeres Maß an Kontrolle über die neue IKT wahrnehmen, sodass er sich durch die Umstellung weniger bedroht fühlt (Baronas/Louis, 1988). Dies kann sich auch in einer Reduktion von Stresssymptomen niederschlagen (Day et al., 2012). Um eine realistische Erwartungshaltung zu bilden, ist Verantwortlichen zu empfehlen, dass sie sich stets vergegenwärtigen, dass neue IKT Einarbeitungszeit beanspruchen und Reibungsverluste entstehen lassen können. Aus diesem Grund können stärkere Leistungen durch die Mitarbeiter nicht kurzfristig erwartet werden. Erwartungen von Verantwortlichen sollten auch deshalb zurückgeschraubt werden, weil der häufig auftretende Glaube, der neuste Stand der Technik würde auch das höchste Maß an Benutzerfreundlichkeit bieten, durchaus nicht immer zutrifft (Wood, 2001).

Tab. 3.2: IKT-Knigge – Der »Computer- und Smartphone-Knigge«:

Richtlinien für einen gesunden Umgang mit Informations- und Kommunikationstechnologien
• Wenn ein Mitarbeiter sich im Feierabend, im Wochenende oder im Urlaub befindet, wird er nicht mit geschäftlichen E-Mails oder Telefonanrufen konfrontiert
• Aus dem Feierabend, dem Wochenende oder dem Urlaub werden keine geschäftlichen E-Mails verschickt oder Telefonanrufe getätigt
• Bevor eine E-Mail abgeschickt wird, fragt sich jeder Absender, ob deren Inhalt tatsächlich für alle angegebenen Empfänger relevant ist
• Bei komplizierteren Themen wird am besten ein Gespräch unter vier Augen, mindestens aber ein Telefonat dem Versand einer E-Mail vorgezogen
• Das E-Mail-Konto wird nur drei Mal am Tag aufgerufen: bei Dienstbeginn, nach der Mittagspause und eine halbe Stunde vor Dienstende
• Mitarbeiter, die sicher im Umgang mit einer bestimmten Technologie sind, bieten weniger sicheren Mitarbeitern Unterstützung an
• Wenn Mitarbeiter sich in eine neue Technologie einarbeiten müssen, ist vorübergehend mit einer Verlangsamung der Arbeitsprozesse zu rechnen
• Die Privatsphäre von Mitarbeitern wird auch dann berücksichtigt, wenn der Zugang zu deren persönlichen E-Mail-Konten, Computern oder Netzwerken technisch möglich ist (Vertrauensprinzip)

3.3.3.3 Zusammenfassung

Informations- und Kommunikationstechnologien wie Laptops und E-Mail sind aus vielen Unternehmen nicht mehr wegzudenken, denn sie haben viele Arbeitsgänge leichter und effizienter gemacht. Wie so oft hat aber auch diese Medaille zwei Seiten: per E-Mail können große Datenmengen in kürzester Zeit um den Globus gesendet werden, es kommt aber auch häufiger zu Missverständnissen, da Gestik und Tonfall bei E-Mail-Korrespondenz keine Interpretationshilfe liefern; so schnell Computer auch sein können, so schnell können sie einen mit Fehlermeldungen »auf die Palme bringen«; Firmenlaptops und E-Mail bieten die Möglichkeit, auch mal von zu Hause aus zu arbeiten und familiären Bedürfnissen somit besser gerecht werden zu können, die ständige Erreichbarkeit erschwert es Mitarbeitern aber auch, nach Feierabend die Arbeit hinter sich zu lassen und neue Kräfte zu sammeln. Ambivalenz scheint in der Natur von Informations- und Kommunikationstechnologien zu liegen. Verantwortliche in Unternehmen verfügen jedoch über verschiedene Möglichkeiten, um sicherzustellen, dass die Vorteile von IKT überwiegen. Sie können beispielsweise die kollegiale Unterstützung bei Problemen mit IKT fördern und gemeinsam mit den Mitarbeitern Richtlinien für den Umgang mit E-Mails festlegen, womit einer möglichen Informationsüberflutung vorgebeugt wird. Wichtig ist auch eine angemessene Erwartungshaltung hinsichtlich der Arbeitsleistung nach Einführung neuer Technologien, denn für viele Mitarbeiter ist der Umgang mit neuen IKT mit erheblichen Lernaufwand und Unsicherheiten verbunden.

3.4 Konflikt zwischen Arbeit und Familienleben[4]

3.4.1 Einleitung, Begriffsklärung und wissenschaftlicher Hintergrund

Viele Menschen müssen in ihrem Alltag den Erfordernissen von Rollen aus verschiedenen Lebensbereichen gerecht werden, z. B. der des Arbeitnehmers und der des Ehemannes, Vaters, Freundes und Sohnes. Es kann zu Konflikten zwischen diesen beiden Rollen kommen, wenn die Anforderungen der Arbeitswelt die Erfüllung familiärer Erwartungen erschweren oder verhindern und umgekehrt. Die Verbreitung moderner Kommunikationstechnologien verstärken das Risiko für Konflikte zwischen Arbeit und Familienleben, da sie eine Trennung beider Lebensbereiche erschweren (► **Kap. 3.3**). Aber auch die zunehmende Anzahl alleinerziehender Mitarbeiter, sowie die steigende Anzahl von Familien, in denen beide Elternteile arbeiten, verleiht dem Spannungsfeld zwischen Beruf und Familie zusätzliche Bedeutung (Mesmer-Magnus/Viswesvaran, 2006). Arbeit-Familie-Konflikte können anhand der Aspekte Zeit, Belastung und Verhalten beschrieben werden (Greenhaus/Beutell, 1985).

Zeitliche Kapazitäten sind insbesondere dann von großer Relevanz, wenn Kleinkinder zu betreuen sind, der Partner ebenfalls berufstätig ist, und/oder den vielfältigen Ansprüchen einer großen Familie Rechnung getragen werden muss. Überstunden, Schichtdienst und unflexible Arbeitszeiten sind deshalb Risikofaktoren für zeitliche Konflikte zwischen Arbeits- und Familienleben. Hinsichtlich der Entstehung von Konflikten zwischen Arbeits- und Familienleben aufgrund besonderer Anforderungen im Beruf konnten Wissenschafter beobachten, dass stressauslösende Momente, wie sie bei der Bewältigung neuer Tätigkeitsanforderungen oder bei Diskrepanzen zwischen Anforderungen und persönlichen Leistungsvoraussetzungen entstehen, Zustände der Besorgnis und Erschöpfung erzeugen, welche die Herstellung und Aufrechterhaltung eines zufriedenstellenden Familienlebens erschweren können (Bartolomé/Evans, 1980). Von einem Arbeit-Familie-Konflikt ist schließlich auch dann zu sprechen, wenn es einer Person nicht gelingt, solche Verhaltensweisen nach Feierabend abzulegen, die im beruflichen Umfeld angemessen, im familiären Kontext jedoch problematisch sind. Zum Beispiel kann es für einen Manager schwierig sein, tagsüber ein gewisses Maß an Härte und Aggressivität zu zeigen, und am Abend »umzuschalten« und seiner Familie Einfühlsamkeit und Zuwendung zu schenken (Greenhaus/Beutell, 1985).

---

4 Da die meisten hier diskutierten Studien zur Vereinbarkeit von Arbeits- und Privatleben die Auswirkungen auf Familien untersucht haben, wird hier von Arbeit-Familien-Konflikten gesprochen. Dabei begrenzt sich der Begriff »Familie« in diesem Buch jedoch nicht auf Eltern mit mindestens einem Kind, sondern wird weit definiert als alle Angehörigen von Mitarbeitern, die mit ihm in einem Haushalt leben.

3.4.2   Auswirkungen von Arbeit-Familien-Konflikten

Niedrige Arbeitszufriedenheit, eine schwache Bindung an das Unternehmen, aufkommendes Rückzugsverhalten und Jobwechselabsichten konnten in mehreren Untersuchungen als Auswirkungen von Arbeit-Familien-Konflikten beobachtet werden. Auch ist von einer Verbindung zwischen Arbeit-Familie-Konflikten und Arbeitsunfähigkeit auszugehen: Bei Mitarbeitern, die ein hohes Maß an Arbeit-Familien-Konflikten aufweisen, lassen sich eine schlechtere psychische Gesundheit (z. B. depressive Symptome) und auffällige Werte bei körperlichen Gesundheitsindikatoren (z. B. erhöhter Blutdruck) feststellen (Burke et al., 2013).

3.4.3   Möglichkeiten Mitarbeiter dabei zu unterstützen, Arbeit und Familienleben ins Gleichgewicht zu bringen

Bei der Gestaltung familienfreundlicher Arbeitsumwelten können zwei strategische Ebenen unterschieden werden. Auf der einen Ebene wird die Implementierung förderlicher Richtlinien und Programme angestrebt (z. B. eine Flexibilisierung der Arbeitszeiten), auf der anderen Ebene die Entwicklung einer familienfreundlichen Organisationskultur. Eine derartige Kultur zeichnet sich durch die geteilte Wahrnehmung aus, dass die Balance von Arbeits- und Familienleben auf allen Unternehmensebenen ernst genommen und unterstützt wird (Mesmer-Magnus/Viswesvaran, 2006). Aus diesem Grund ist das Verhalten von Führungskräften ein wichtiger Indikator dafür, ob eine familienfreundliche Unternehmenskultur besteht. Wenn es zum Beispiel eine Vielzahl an Maßnahmen gibt, aber für die Nutzung dieser Maßnahmen nur ein geringes Maß an Unterstützung durch die Vorgesetzten wahrgenommen wird, wird die Effektivität dieser Maßnahmen eingeschränkt sein. Nehmen die Mitarbeiter die Verantwortungsträger in Unternehmen nur als begrenzt familienfreundlich wahr, besteht die Gefahr, dass zum Beispiel flexible Arbeitszeiten nicht in Anspruch genommen werden, da negative Konsequenzen hinsichtlich der eigenen Karriere befürchtet werden müssen (Kossek et al., 1993). In der Folge wollen wir Ihnen einige Maßnahmen vorstellen, die Mitarbeitern dabei helfen können, eine bessere Balance zwischen Arbeits- und Familienleben zu finden.

3.4.3.1   Flexibilisieren Sie die Arbeitszeiten Ihrer Mitarbeiter

Eine Option ist die Einführung von Gleitzeit. Bei diesem Modell ist eine festgelegte tägliche Arbeitszeit (z. B. acht Stunden) üblich, wobei der Einzelne entscheiden kann, wann er mit der Arbeit beginnt und wann er mit dieser aufhört. Um den Austausch und Informationsfluss zwischen den Mitarbeitern nicht zu behindern, legen die Verantwortlichen in der Regel eine Kernarbeitszeit fest, in der alle Mitarbeiter anwesend sein müssen (im Fall eines Achtstundentages z. B. ein Zeitraum von fünf Stunden zwischen 10 und 15 Uhr). Noch flexibler sind Unternehmen, die auch die Vorgabe der festgelegten täglichen Arbeitszeit auflösen und die Erfüllung einer festgelegten wöchentlichen Arbeitszeit (z. B. 40 Stunden) als maßgeblich kommunizieren (Baltes et al., 1999). In einem solchen Rahmen ruft zum Beispiel die

Erkrankung eines Kindes keinen Konflikt hervor, da der Mitarbeiter die Möglichkeit hat, das Kind am Vormittag zum Arzt zu begleiten und die dadurch verlorene Arbeitszeit an zwei anderen Tagen nachzuholen. Des Weiteren kann Führungskräften empfohlen werden, ihren Mitarbeitern Offenheit für kreative Ansätze zur Arbeitszeitflexibilisierung zu signalisieren. In Zusammenarbeit könnte dann z. B. festgelegt werden, dass der zusammenhängende zweiwöchige Urlaub während der Schulferien durch zwei freie Tage pro Ferienwoche ersetzt wird (Hammer, 2012). Auch die Einführung komprimierter Arbeitswochen (zum Beispiel vier zehnstündige Arbeitstage statt fünf achtsündige Arbeitstage pro Woche) ist eine Gestaltungsmöglichkeit. Es hat sich herausgestellt, dass Mitarbeiter mit solch flexiblen Arbeitszeitregelungen in geringerem Maße von Arbeit-Familie Konflikten betroffen sind als Mitarbeiter mit herkömmlichen Arbeitszeitregelungen (Facer/Wadsworth, 2008). Komprimierte Arbeitswochen können insbesondere dort ein probates Mittel zur Flexibilisierung der Arbeitspläne sein, wo Abhängigkeiten zwischen verschiedenen Arbeitsgängen ein Gleitzeit-Model nicht zulassen (Baltes et al., 1999).

Bei geeigneten Arbeitsbedingungen ist das Angebot von Heimarbeit eine weitere Option. In Studien wurde beobachtet, dass die negative Beeinflussung des Familienlebens durch berufliche Anforderungen durch Heimarbeit reduziert werden kann. Diese Chance ist allerdings mit dem Risiko verbunden, dass familiäre Anforderungen die Erfüllung von Arbeitsaufgaben erschweren können (Golden et al., 2006). Aus diesem Grund sind Führungskräfte angehalten, im Dialog mit dem jeweiligen Mitarbeiter eine individuell passende Lösung auszuarbeiten und die Wirksamkeit der Maßnahmen in Gesprächen regelmäßig zu reflektieren und diese gegebenenfalls anzupassen.

3.4.3.2 Stellen Sie Ressourcen für außergewöhnliche Belastungssituationen bereit

In einer alternden Gesellschaft gewinnt die Betreuung von pflegebedürftigen Angehörigen zunehmend an Bedeutung. Werden Ihre Mitarbeiter mit solchen Anforderungen konfrontiert, so steigt das Risiko ausgeprägter Arbeit-Familie-Konflikte. Kommen Kleinkinder in die Familie, erkrankt ein Familienmitglied schwer oder gilt es, Menschen mit einer Behinderung zu unterstützten, liegen ebenfalls Situationen mit einem erhöhten Risiko für Arbeit-Familie-Konflikte vor. Arbeitgeber können ihre Angestellten bei der Bewältigung dieser außerordentlichen Belastungen unterstützen, indem sie das Angebot einführen, unter solchen Umständen zusätzliche (ggf. unbezahlte) Urlaubstage in Anspruch zu nehmen (Kossek et al., 1993). Gesetzlich vorgegebene Möglichkeiten wie zum Beispiel die Inanspruchnahme von Elternzeit können erweitert und auf andere außerordentliche Belastungssituationen übertragen werden, zum Beispiel im Rahmen von Wertguthabenregelungen. Eine weitere Option, Mitarbeitern in besonders fordernden Situationen den Rücken zu stärken, ist die Erarbeitung einer Broschüre, in der auf entsprechende Serviceeinrichtungen verwiesen wird (Hammer, 2012). Bilden Sie eine Arbeitsgruppe, welche Betreuungsmöglichkeiten für Kleinkinder, pflegebedürftige Menschen und andere vulnerable Gruppen recherchiert. Die Chance, die Erfahrungen der gesamten Mitarbeiterschaft einzubeziehen, sollte dabei nicht ungenutzt bleiben, und kommuniziert Gemeinschaft und sozialen Rückhalt innerhalb des Unternehmens (▸ Kap. 2.5).

3.4.3.3 Demonstrieren Sie Familienfreundlichkeit

Das Verhalten einer Führungskraft, die ihre Mitarbeiter effektiv bei der Herstellung eines Gleichgewichts zwischen Arbeits- und Familienleben unterstützt, lässt sich anhand von vier Dimensionen beschreiben (Hammer et al., 2009). Die erste Dimension ist emotionale Unterstützung. Diese kann dadurch erbracht werden, dass durch die Führungskraft Gespräche gesucht werden, in denen mögliche Konflikte des Mitarbeiters zwischen Arbeit und Familie thematisiert werden. Verantwortliche im Unternehmen sollten ihren Mitarbeitern in diesem Zuge Verständnis und Respekt hinsichtlich familiärer Verantwortlichkeiten entgegenbringen, und demonstrieren, dass sie sich der Wechselwirkungen zwischen Arbeits- und Familienleben bewusst sind. Die zweite Dimension familienfreundlichen Verhaltens ist die der Vorbildfunktion. Das Vorleben von Strategien und Verhaltensweisen, welche die Ausbalancierung von Arbeit und Familie erleichtern, demonstriert den Mitarbeitern mögliche Lösungsmöglichkeiten und hilft ihnen beim Lernen hilfreicher Verhaltensweisen. So könnte beispielsweise vorgelebt werden, dass es bisweilen akzeptabel sein kann, akute familiäre Angelegenheiten während der Arbeitszeit zu erledigen (Kossek/Hammer, 2008). Neben der emotionalen Unterstützung ist drittens auch die instrumentelle Unterstützung bedeutsam, das heißt, Führungskräfte sollten darauf achten, im täglichen Austausch mit ihren Mitarbeitern praktische Hilfestellung zu leisten. Das Ermöglichen flexibler Arbeitszeitregelungen oder die Weitergabe der Kontaktdaten einer guten Kindertagesstätte sind Beispiele für entsprechendes Verhalten. Der vierte Aspekt von familienfreundlichem Verhalten kann als »gestalterisches Arbeit-Familien-Management« bezeichnet werden und bezieht sich auf die Implementierung förderlicher Richtlinien und Programme. Im Vordergrund steht die Restrukturierung der zeitlichen, örtlichen und prozessualen Rahmenbedingungen der Arbeit, um sie familienfreundlicher zu machen. Durch diese Umgestaltungsmaßnahmen sollen Mitarbeiter dabei unterstützt werden, den Anforderungen des Berufslebens und des Familienlebens verstärkt gerecht zu werden. Führungskräfte haben die Chance, eine ganzheitliche Perspektive einzunehmen, welche die Domänen Arbeit und Familie einschließt. Sie sollten sich darüber hinaus der Herausforderung stellen, eine Win-Win-Situation für Mitarbeiter und Unternehmen zu erzeugen (Hammer et al., 2009). Es konnte nämlich nachgewiesen werden, dass ein Führungsverhalten, welches den vier angeführten Aspekten entspricht, mit höherer Arbeitszufriedenheit und geringeren Wechselabsichten der Mitarbeiter einhergeht (Hammer et al., 2009).

3.4.3.4 Zusammenfassung

Für viele Mitarbeiter ist es schwer, Arbeits- und Familienleben »unter einen Hut zu bringen«. Es kann zu Konflikten zwischen diesen beiden Bereichen kommen, die negative Auswirkungen für das Unternehmen (z. B. durch hohe Fluktuation) und für die Gesundheit des betroffenen Mitarbeiters (z. B. durch erhöhten Blutdruck) haben können. Die häufigsten Konfliktpunkte sind: zeitliche Überschneidungen und starke Stressoren, die bei der Arbeit die Vitalität »rauben«, die für ein befriedigendes Familienleben benötigt wird, sowie die Schwierigkeit, zu Hause Verhaltensweisen abzulegen, die bei der Arbeit angebracht sind, im familiären Kreis aber für Unmut sorgen können. Verantwortliche können diesen Konflikten vorbeugen bzw. sie verringern, indem sie beispielsweise eine familienfreundliche Organisationskultur fördern und den Mitarbeitern Möglichkeiten geben, Arbeitszeit und Arbeitsort an familiäre Bedürfnisse anzupassen (Gleitzeit, »Home-Office« etc.).

3.5 Ungleichgewicht zwischen Leistung und Belohnung

3.5.1 Einleitung, Begriffsklärung und wissenschaftlicher Hintergrund

Arbeit im beruflichen Kontext kann im Wesentlichen als Austauschprozess verstanden werden, bei dem ein Mitarbeiter Leistung erbringt und im Gegenzug eine Belohnung erhält. Im Idealfall ist die erhaltene Belohnung der erbrachten Leistung angemessen. Diesen Zustand kann man sich vor Augen führen, indem man sich eine Waage vorstellt, die sich im Gleichgewicht befindet. Auf der einen Seite steht die erbrachte Leistung eines Mitarbeiters, auf der anderen Seite die Belohnung, welche dieser Mitarbeiter erhält. Entspricht die Belohnung nicht der erbrachten Leistung (wiegt sie also weniger), so unterliegt der Mitarbeiter einem erhöhten gesundheitlichen Risiko, zum Beispiel für Depressionen und chronisches Stresserleben (Siegrist, 1996b; 2013). Dieser Zusammenhang kann dadurch erklärt werden, dass der Erhalt bzw. das Ausbleiben von Belohnung sowohl materieller (z. B. Geld) als auch immaterieller Art (z. B. Anerkennung durch den Vorgesetzten) mit Erfahrungen verbunden ist, die einen deutlichen Einfluss auf das emotionale Befinden einer Person ausüben. Diese Erfahrungen betreffen *Selbstwirksamkeit*, *Zugehörigkeitsgefühl* und *Selbstwertgefühl* (Siegrist, 1996b). Das Erleben von Selbstwirksamkeit, Zugehörigkeit und hohem Selbstwert im beruflichen Kontext hat deshalb so starke Auswirkungen auf das allgemeine Wohlbefinden, weil es eng mit dem Erreichen und der Erhaltung eines gewünschten sozialen Status verbunden ist (Siegrist, 1996a).

Zur Veranschaulichung ein Beispiel: Ein Mitarbeiter (»A«) verrichtet seine Arbeit gewissenhaft und mit großem Engagement. Seine Vorgesetzten registrieren dies und berücksichtigen ihn bei der Besetzung einer Führungsposition. Mitarbeiter A erlebt somit, dass er mit seinem Handeln Kontrolle über für ihn wichtige Geschehnisse in der Umwelt ausüben kann, in diesem Fall seine Karriereentwicklung. In der Psychologie spricht man in diesem Fall von einem Erleben von *Selbstwirksamkeit* (Bandura, 1993). Mitarbeiter A erlebt durch seine Beförderung starke Kompetenz- und Erfolgsgefühle. Ein anderer Mitarbeiter (»B«) hingegen hat seine Arbeit genauso gewissenhaft und engagiert verrichtet, wird bei der Besetzung der Führungsposition jedoch nicht berücksichtigt. Die Überzeugung von Mitarbeiter B, Kontrolle über für ihn relevante Prozesse in der Umwelt ausüben zu können, wird dadurch geschwächt und führt zu Stress und negativen Gefühlen wie Trauer und Wut. Für Mitarbeiter A hingegen bedeutet die Beförderung zudem, dass er sich fortan regelmäßig im Austausch mit anderen Führungskräften befinden wird, und mit diesen Personen, die immer Vorbilder für ihn waren, nun auf Augenhöhe kommunizieren kann. Diesen Status hat Mitarbeiter A sich schon lange gewünscht, sein Erreichen ist mit einer Stärkung seines *Zugehörigkeitsgefühls* zu einer als attraktiv wahrgenommenen Gruppe von Personen verbunden. Mitarbeiter B dagegen erlebt durch mangelnde Gefühle von Selbstwirksamkeit und Zugehörigkeit zur Führungsriege Stress. Hinzu kommt Frustration darüber, dass seine Arbeit nicht genügend wertgeschätzt wird, was sein *Selbstwertgefühl* schwächen kann. Langfristig kann es bei Mitarbeiter B durch die genannten Stressoren zu Distress und Belastung kommen, was im Sinne der Strömungs-Hypothese wiederum seine Chancen auf zukünftigen beruflichen Aufstieg verringern würde (Dormann/Zapf, 2004) (▶ **Kap. 1.3**).

3.5.2 Auswirkungen eines Ungleichgewichts zwischen Leistung und Belohnung

Im Beispiel wurde deutlich, dass die Auswirkungen von ausbleibender Belohnung abhängig von der Leistung eines Mitarbeiters sind. Gute Leistungen, die nicht belohnt werden, können zum Erleben starker negativer Gefühle wie Wut, Angst und Traurigkeit führen. Davon ist im Fall weniger guter Leistungen, die nicht belohnt werden, nicht auszugehen. Der Grund hierfür ist, dass es bei weniger guten Leistungen, die nicht belohnt werden, zu keiner Bedrohung für das Erleben von Selbstwirksamkeit kommt, da zuvor keine Handlungen ausgeführt wurden, von denen ein bedeutsamer Einfluss auf die Umwelt erwartet werden konnte. Die Möglichkeit, durch gute Leistungen Zugehörigkeit zu einer als attraktiv eingeschätzten Gruppe zu erlangen, bleibt bestehen. Dadurch wird das Selbstwertgefühl geschützt und es kommt nicht zu Frustrationen aufgrund von Erlebniszuständen, die mit »Ich kann machen was ich will, es bringt ja doch nichts« ausgedrückt werden könnten. Das Risiko für Stress durch ein Ungleichgewicht zwischen Leistung und Belohnung hängt also davon ab, wie stark das Ungleichgewicht ist, das die »Leistungs-Belohnungs-Waage« anzeigt.

Um als Verantwortlicher ein Gleichgewicht zwischen Leistung und Belohnung herstellen zu können, ist es wichtig zu wissen, dass die beiden Waagschalen durch verschiedene Elemente gefüllt werden: Das Gewicht der erbrachten Leistung kann sich sowohl aus starker Eigenmotivation als auch aus fordernden Arbeitsaufträgen zusammensetzen; das Gewicht der Belohnung kann sowohl aus materiellen als auch aus immateriellen Gegenleistungen bestehen. Wie schwer die Leistung bei einem Mitarbeiter wiegt, hängt also nicht nur davon ab, was ihm der Arbeitgeber aufträgt.

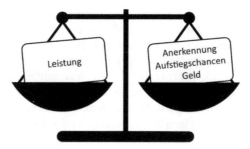

Abb. 3.1: Balance zwischen Leistung und Belohnung

Die Leistungsbereitschaft, die ein Mitarbeiter »aus sich selbst heraus« zeigt, spielt ebenfalls eine Rolle. So könnte es beispielsweise der Fall sein, dass ein Mitarbeiter das starke Bedürfnis hat, befördert zu werden und deshalb weit mehr leistet als das, was im Arbeitsauftrag gefordert wird (Siegrist, 2013). Belohnung kann, wie bereits im Beispiel angesprochen, ebenfalls unterschiedliche Formen annehmen. Anerkennung durch Vorgesetzte und Kollegen stellt ein wertvolles Gut dar. Dies gilt auch für das Angebot von Aufstiegsmöglichkeiten und Weiterbildungsoptionen, wodurch ein Mitarbeiter die Möglichkeit zum sozialen Aufstieg erhält. Neben diesen immateriellen Belohnungen sind auch materielle Belohnungen, wie das monatliche Einkommen oder Bonuszahlungen, relevant. Sowohl immaterielle als auch materielle Belohnungen sind deswegen so relevant für Gesundheit und Wohlbefinden von Mitarbeitern, weil diese in der Regel eng an den sozialen Status eines Mitarbeiters gebunden sind (Siegrist, 1996b)

3.5.3 Möglichkeiten, um die Balance zwischen Leistung und Belohnung zu verbessern

3.5.3.1 Entwickeln Sie ein Bonussystem, das besonderen Anforderungen und individuellen Rahmenbedingungen Rechnung trägt

Die Möglichkeiten für Verantwortungsträger in Unternehmen, einem möglichen Ungleichgewicht durch Erhöhung der materiellen Belohnung entgegenzuwirken (d. h. durch eine Gehaltserhöhung oder Bonuszahlungen), sind in der Regel begrenzt. Eine pauschale Erhöhung der Löhne würde der Belastung durch ein Ungleichgewicht zwischen Leistung und Entlohnung übrigens auch nicht gerecht werden. So zeigte sich in einer Studie mit Industriemeistern, dass die Gesundheit der stellvertretenden Meister vor allem dann einem erhöhten Risiko ausgesetzt war, wenn der vorgesetzte Meister spürbar weniger Arbeitseinsatz zeigen musste, und dennoch ein höheres Einkommen erhielt (Siegrist, 1996). Es gilt somit, die Entlohnung in Relation zur Leistung zu setzen. Eine unmittelbare Bindung des Gehalts an die Produktivität eines Mitarbeiters, etwa in Form von Akkordlöhnen, kann jedoch keine Option zu Prävention und Gesundheitsförderung darstellen. Akkordarbeit wird nämlich mit erhöhtem Blutdruck und verstärktem Auftreten depressiver

Symptome assoziiert (Shirom et al., 1999; Siegrist, 1996b). Ziel eines gesundheits-förderlichen Belohnungssystems sollte vielmehr sein, langfristig besondere Leistungen von Mitarbeitern zu identifizieren und zu belohnen. Dies könnte zum Beispiel dadurch realisiert werden, dass Führungskräfte zusammen mit ihren Mitarbeitern besondere, womöglich neuartige und somit wenig berücksichtigte Stressoren herausarbeiten. Im dritten Jahrtausend könnten zum Beispiel gesteigerte Anforderungen an Mobilität und Flexibilität, spürbar erhöhter Wettbewerbsdruck aufgrund der ökonomischen Globalisierung und unsichere Beschäftigungsverhältnisse als entsprechende Faktoren festgestellt werden (Siegrist, 2013).

3.5.3.2 Erweitern Sie Ihre Möglichkeiten, Mitarbeiter durch Karrieremöglichkeiten zu belohnen

Wie bereits angesprochen können Karrieremöglichkeiten im Unternehmen eine wertvolle Belohnungsmöglichkeit für Mitarbeiter darstellen. Die Verleihung eines höheren Status kann einen Mitarbeiter signalisieren, dass seine Anstrengungen gefruchtet haben und damit seine Selbstwirksamkeit stärken, Bedürfnisse nach sozialer Zugehörigkeit in einer positiv bewerteten Gruppe (z. B. Führungskräfte) erfüllen und ihn bei Aufbau und Erhalt eines starken Selbstwertgefühls unterstützen. Möglichkeiten zur Karriereentwicklung sind somit bedeutsame »Belohnungsinstrumente«.

Das Problem: Positionen mit hohem sozialem Status sind in vielen Unternehmen (wie auch in der Gesellschaft generell) ein knappes Gut (Siegrist, 1996). Führungskräften ist es oft schlicht nicht möglich, allen Mitarbeitern, die sich für eine Beförderung eignen, höhere Positionen anzubieten. Aus diesem Grund scheint ein gewisses Maß an Ungleichgewicht zwischen Leistung und Belohnung unabwendbar. Häufig gibt es in Unternehmen aber bisher ungenutzte Spielräume, um Mitarbeitern attraktive Positionen zu übertragen. Eine Option ist zum Beispiel die Rotation von Führungspositionen (Siegrist, 1996). Im Fall zweier ähnlich geeigneter Kandidaten für eine Beförderung könnte so eine Entscheidung für den einen, und somit gegen den anderen Kandidaten vermieden werden, indem beide Kandidaten die Führungsposition abwechselnd bekleiden. Dies kann dazu führen, dass die Mitarbeiter einer Abteilung von der unterschiedlichen Expertise zweier Führungskräfte profitieren können. Um die Rotation von Führungspositionen erfolgreich durchzuführen, muss allerdings eine präzise Unterscheidung der Verantwortungsbereiche, Erwartungen und Arbeitsaufgaben zwischen beiden Personen getroffen werden, um einen Mangel an Rollenklarheit und Rollenkonflikte zu vermeiden (▶ Kap. 3.2). Die unterschiedlichen Anforderungen an die »Rotierenden« sollten dabei allen betroffenen Mitarbeitern verdeutlicht werden.

Eine weitere Möglichkeit, Karrieremöglichkeiten für Leistungsträger zu schaffen, ist Leistungsträgern besondere Verantwortung in Teilprojekten zu übertragen und in Kleingruppen Verantwortung zu übernehmen (Siegrist, 1996b). Zudem besteht die Möglichkeit, bestehende Statusunterschiede und die hierarchischen Strukturen in Ihrem Unternehmen auf Funktionalität zu prüfen, und ggf. Status, Privilegien und Weisungsbefugnisse anzupassen. Je nach Unternehmenskontext können Statusunterschiede zwar wichtig für die Zielerreichung einer Organisation sein. Zum Beispiel gewinnt die Vorbildfunktion besonders kompetenter Mitarbeiter an Bedeutung, wenn diese einen höheren Status innehaben (Bandura/McClelland, 1977). Es kann allerdings davon ausgegangen werden, dass in vielen Unternehmen Statusunterschiede existieren, die keinen derartigen Nutzen haben, womit der relative Status leistungsstarker Mitarbeiter im Vergleich zu übergeordneten Mitarbeitern teilweise unnötig niedrig ist.

Eine weitere, einfach anmutende, aber möglicherweise sehr effektive Vorgehensweise, um Karrieremöglichkeiten für leistungsstarke Mitarbeiter zu schaffen, ist sicherzustellen, dass Personen, die befördert werden sollen, auch tatsächlich befördert werden *wollen*. Denn auch wenn ein Aufstieg auf der Karriereleiter auf den ersten Blick erstrebenswert und attraktiv scheint, bedeutet dies noch nicht, dass der jeweilige Mitarbeiter auch befördert werden möchte. Zum Beispiel könnte ein Mitarbeiter aufgrund langjähriger Betriebszugehörigkeit einen Anspruch auf Beförderung erlangt haben, aber gar keinen größeren Verantwortungsbereich wollen, sondern eine andere Belohnung vorziehen. Solche Fälle sollten Verantwortliche in Gesprächen identifizieren und so wohlmöglich Chancen für andere Mitarbeiter schaffen, die tatsächliche eine Beförderung anstreben.

3.5.3.3 Geben Sie leistungsstarken Mitarbeitern Anerkennung

Wie Sie nun bereits wissen, kann immaterielle Belohnung ein sehr wichtiges Gut für Beschäftigte sein. Anerkennung der geleisteten Arbeit durch das berufliche Umfeld kann einem Mitarbeiter dabei helfen, ein positives Selbstwertgefühl aufzubauen und zu erhalten. Diese Ressource sollte von Führungskräften und Verantwortungsträgern genutzt werden. Dabei können zwei Ebenen unterschieden werden: Das Äußern von Anerkennung durch die Führungskraft im unmittelbaren Austausch mit dem Mitarbeiter und die Förderung gegenseitiger Anerkennung *unter* den Mitarbeitern.

Belohnendes Verhalten ist also nicht nur in vertikalen Beziehungen, d. h. Beziehungen zwischen Führungskraft und Mitarbeiter, willkommen und förderlich, sondern auch in horizontalen Beziehungen, d. h. von Seite der Kollegen (Siegrist, 1996b). Zunächst zur Beziehung zwischen Führungskraft und Mitarbeiter: Wie im Abschnitt »Wertschätzung« bereits angesprochen, bezeichnet Anerkennung eine positive Bewertung der intellektuellen, sozialen oder emotionalen Leistungen einer anderen Person. Führungskräfte können ihren Mitarbeitern durch Anerkennung eine fruchtbare Belohnung zukommen lassen, indem sie gute Leistungen im Tagesgeschäft konkret und zeitnah als solche zurückmelden. Dabei ist zu beachten, dass Lob bei inflationärem Empfang zunehmend an Authentizität verliert (Hintz, 2011). Wie Anerkennung in einem persönlichen Gespräch vermittelt werden kann, und was es dabei zu beachten gilt, stellen wir Ihnen im Abschnitt zum Thema »Feedback« vor. Nun zur Förderung gegenseitiger Anerkennung und Wertschätzung *unter den Mitarbeitern*. Je nachdem, wie Arbeitsprozesse in einem Unternehmen organisiert sind, können sich solidarische Beziehungen innerhalb der Belegschaft entwickeln, die dadurch gekennzeichnet sind, dass die Mitarbeiter sich durch gegenseitige Anerkennung in ihrem Selbstwertgefühl bestärken (Siegrist, 1996). Verantwortliche haben also die Möglichkeit, zunächst Arbeitsprozesse so zu organisieren, dass sie vielfältige Möglichkeiten für zwischenmenschliche Kontakte bieten, zum Beispiel über den vermehrten Einsatz selbstständiger Arbeitsgruppen. Dabei sollte beachtet werden, dass sich die Tätigkeit in einer entsprechend organisierten Arbeitsgruppe dadurch auszeichnet, dass der gemeinsame Arbeitsauftrag von den Gruppenmitgliedern in verschieden Aufgabenbereiche aufgeteilt wird, und jeder Mitarbeiter für einen dieser Bereiche selbstständig Verantwortung übernimmt (Pearson, 1992). So können die einzelnen Gruppenmitglieder ihre individuellen Kompetenzen einbringen, sind dabei aber von der Arbeit der anderen Gruppenmitglieder abhängig und für das Gelingen »fremder« Arbeitsaufgaben und des Gesamtergebnisses verantwortlich. Derart organisierte Arbeit kann als fruchtbarer Boden für gegenseitige Anerkennung und damit langfristig auch für solidarische Beziehungen betrachtet werden.

3.5.3.4 Machen Sie gezielt Gebrauch von einer großen Vielfalt an Belohnungsmöglichkeiten

Die bisherigen Handlungsempfehlungen beziehen sich auf den primären Aspekt materieller Belohnung – finanzielle Boni – und auf die vordergründige Aspekte immaterieller Belohnung – Gewährung von Aufstiegsmöglichkeiten und zwischenmenschliche Anerkennung. Damit sind die Möglichkeiten, um Mitarbeiter zu belohnen, allerdings noch nicht ausgeschöpft. Viele weitere Verhaltensweisen von organisationaler Seite können wertvolle materielle und immaterielle Güter für Mitarbeiter generieren, die eine angemessene Belohnung für deren Leistungen darstellen. In der einschlägigen Literatur finden sich diesbezüglich Verweise auf Maßnahmen, die wir im Kontext der Themen »*Konflikt zwischen Arbeit und Familienleben*« und »*Fairness*« vorschlagen. Die Maßnahmen aus entsprechenden Bereichen können dann als Belohnungen kommuniziert werden. So könnte die gute Leistung von einem Mitarbeiter, der offenbar viel Stress in Kauf nehmen muss, um pünktlich um acht am Arbeitsplatz zu erscheinen, da er seine Kinder zur Schule fahren möchte, durch das Angebot flexibler Arbeitszeiten honoriert werden. Ein weiteres Beispiel wäre die Belohnung eines Mitarbeiters durch gezielte Einbindung in Entscheidungsprozesse, wobei dieser Schritt nicht automatisch mit einer Umverteilung der Entscheidungsgewalt einhergehen muss. Schon ein offenes Ohr und das »Ernstnehmen« der Vorschläge können sich positiv auswirken.

3.5.4 Zusammenfassung

Das Wohlbefinden von Mitarbeitern ist in großem Maße davon abhängig, ob ihre Arbeitsleistung angemessen belohnt wird. Denn wenn gute Leistungen von Mitarbeitern mit Belohnungen einhergehen, erfahren die Mitarbeiter, dass sie ihr Arbeitsumfeld positiv beeinflussen können – das gibt Sicherheit und bringt gute Gefühle. Angemessene Belohnungen fördern das Wohlbefinden von Mitarbeitern auch insofern, als die Anerkennung durch Kollegen und Vorgesetzte das Selbstwertgefühl von einem Mitarbeiter stärkt. Neben materiellen Belohnungen sind nichtmaterielle Belohnungen also auch sehr wichtig. Dazu zählt neben Anerkennung und Wertschätzung auch das Angebot von Aufstiegschancen, welches für das Wohlbefinden von Mitarbeitern deshalb sehr wichtig sein kann, weil es eng an die Erlangung eines höheren sozialen Status gebunden ist. Unangemessene Belohnung hingegen kann als ein Risiko für die Gesundheit von Mitarbeitern verstanden werden. Verantwortliche haben vielfältige Möglichkeiten, um ein Gleichgewicht zwischen erbrachter Leistung und Belohnung herzustellen. Nichtmaterielle Gratifikationen spielen dabei eine besonders wichtige Rolle, denn sie stellen ein sehr wichtiges Gut für viele Mitarbeiter dar und sind nur in geringem Maße vom finanziellen Budget abhängig.

3.6 Belastungen durch den Arbeitsauftrag

3.6.1 Emotionsarbeit und Burnout

In vielen Berufen gehört gute Laune zum Geschäft. Hier zwei Beispiele: Würden Sie Ihr Geld einem Bankangestellten anvertrauen, der am Morgen offensichtlich mit dem falschen Fuß aufgestanden ist? Oder eher einem Bankangestellten, der Sie freundlich anlächelt? Wahrscheinlich werden sie Ihr Geld eher beim freundlichen Bankangestellten anlegen, und das weiß auch der Bankangestellte. Aus diesem Grund gilt es für einen Bank-Berater, den Arbeitstag über einen vertrauenerweckend freundlichen und gleichzeitig seriösen Gesichtsausdruck zu wahren (Zapf, 2002). Die Aufrechterhaltung (Regulation) von bestimmten Emotionen ist dementsprechend eine wichtige Arbeitsanforderung an den Bankangestellten. Ebenso wird in der Alten- und Krankenpflege das Pflegepersonal oft mit negativen Emotionen durch die Patienten und deren Angehörige konfrontiert, muss aber gleichzeitig positive Emotionen wie Wärme und Freundlichkeit ausstrahlen. Die dauerhafte Auseinandersetzung mit negativen Emotionen und das gleichzeitige Zeigen von positiven Gefühlen kann einen Stressor darstellen (Quick et al., 2013). Unter Emotionsregulation ist dabei der Versuch zu verstehen, zu beeinflussen, welche Emotionen wir zu welchem Zeitpunkt erleben (Gross/John, 2003).

Diese beiden Beispiele aus den Bereichen Dienstleistung und Pflege sind typisch für »Emotionsarbeit« (Hochschild, 1983). Unter »Emotionsarbeit« versteht man solche Tätigkeiten, die das Verstecken negativer Gefühle (zum Beispiel Traurigkeit) und das Hervorrufen positiver Gefühle (zum Beispiel Freude) erfordern. Weitere Beispiele für Emotionsarbeit sind die Tätigkeit von Flugbegleitern – diese müssen auch dann stets Freundlichkeit und Serviceorientierung ausstrahlen, wenn Fluggäste unhöflich oder aggressiv auftreten, oder die Tätigkeit von Inkassomitarbeitern, die bei ihren Einsätzen grimmig bis bedrohlich auftreten müssen, selbst wenn ihnen der säumige Schuldner sympathisch ist.

Insbesondere das Phänomen Burnout wird häufig mit Emotionsarbeit und einem dysfunktionalen Umgang mit dieser Herausforderung in Verbindung gebracht (Richter/Hacker, 1998). Burnout kann dabei vielfältige negative Konsequenzen auf die betroffene Person haben: Geringe Arbeitszufriedenheit, verringerte Produktivität und eine größere Anzahl an Fehltagen werden ebenso mit Burnout assoziiert wie verstärkte Wechselabsichten, Depressionen und eine Verschlechterung der körperlichen Gesundheit (Quick et al., 2013; Zapf, 2002).

Wenn Emotionsarbeit gesund gestaltet wird, kann sie sich aber auch positiv auf Gesundheit und Wohlbefinden von Mitarbeitern auswirken. Die Arbeit mit Menschen bietet immer auch die Möglichkeit, positive Emotionen zu erfahren. So kann die Wahrnehmung eines positiv gestimmten Kunden die eigene Gefühlslage verbessern, was auch als »Gefühlsansteckung« bezeichnet wird (Hatfield et al., 1993; ▶ Kap. 2.4). Darüber hinaus kann bei Emotionsarbeit zwischenmenschliches Geschick erprobt werden, was im Erfolgsfall zum Erleben von Selbstwirksamkeit führt (Zapf, 2002). Mehr zu diesem Thema finden Sie im Abschnitt »Ungleichgewicht zwischen Verausgabung und Belohnung«.

Wie können Distress und Belastung durch Emotionsarbeit verhindert und die positiven Aspekte von Emotionsarbeit gestärkt werden? Zunächst durch ein Bewusstsein von Führungskräften und Verantwortlichen in Unternehmen, dass Emotionsarbeit fordernd ist. Eine entsprechend informierte Führungskraft weiß Verhaltensweisen wie ein verkrampftes Lächeln bei der Begrüßung von Kunden angemessen zu deuten und schließt nicht zwangsläufig auf mangelnde Motivation. Erlaubt es das Arbeitsumfeld, sollten Sie Ihre Mitarbeiter auch darin bestärken, sich untereinander emotional zu unterstützen. Führungskräfte und Verantwortliche können aber auch direkt soziale Unterstützung anbieten, vor allem nach anstrengenden Kunden- oder Patientenkontakten (House, 1981). Außerdem kann darauf geachtet werden, dass Mitarbeiter nicht den gesamten Arbeitstag emotional fordernde Tätigkeiten verrichten, sondern dass sie auch die Möglichkeit haben, im Sinne des Rotationsprinzips auf andere, weniger emotional anstrengende Tätigkeiten auszuweichen (Bhave/Glomb, in press). Zum Beispiel kann eine Arzthelferin entlastet werden, indem sie nicht den gesamten Arbeitstag an der Rezeption arbeitet, sondern auch Stunden im Labor oder bei der Patientenbetreuung verbringen kann. Auf die Einhaltung von Pausen für Mitarbeiter, die viel Emotionsarbeit verrichten, ist zudem besonders zu achten. So können Rückzugs- und Erholungsmöglichkeiten genutzt werden. Schließlich ist es eine Möglichkeit, Mitarbeiter mit regelmäßiger Emotionsarbeit in einer gesonderten Veranstaltung mit denjenigen Menschen zusammenzubringen, die von ihren täglichen Anstrengungen profitieren, zum Beispiel Patienten und Angehörige. Oft wird Mitarbeitern erst durch solche Kontakte klar, wie sehr sie anderen Menschen mit ihrer Tätigkeit helfen, was die subjektive Bedeutsamkeit der eigenen Arbeit und damit auch die Leistungsfähigkeit von Mitarbeitern steigern kann (Grant, 2008).

3.6.2   Als Führungskraft gesund bleiben

Führung ist fordernd. Neben Stressoren, die Mitarbeiter über alle Hierarchieebenen betreffen können, gibt es zusätzlich spezifische Stressoren, von denen Führungskräfte als Konsequenz ihrer Rolle betroffen sein können. Denn Führungskräfte müssen Macht ausüben, d. h., ihren Willen durchsetzen, teilweise auch gegen den Willen ihrer Mitarbeiter. Mit dem Begriff »Führungsstress« wird diese besondere, anhaltende Belastung von Führungskräften beschrieben (Boyatzis/McKee, 2005). Führungskräfte tragen zudem eine hohe Verantwortung, sowohl für den Erfolg eines Unternehmens, als auch für Gesundheit und Wohlbefinden ihrer Mitarbeiter. Mitunter können diese beiden Verantwortungsbereiche in Konflikt kommen. Führungskräfte können sich dann zwischen den Anforderungen, die sie von der Führungsebene des Unternehmens vermittelt bekommen, und den Wünschen ihrer Mitarbeiter »zerrissen« fühlen. Als potentiell weiterer Stressor müssen Führungskräfte ein relativ hohes Ausmaß an Selbstregulation, d. h. eine Kontrolle der eigenen Gedanken, Gefühlen und Handlungen, ausüben, um sich gegenüber der Führungsebene, Kollegen und Mitarbeitern jeweils korrekt zu verhalten. Dies kann zusätzlich zu Disstress und Belastung führen (Boyatzis/McKee, 2005).

Neben diesen kognitiven und emotionalen Herausforderungen haben Führungskräfte auch soziale Herausforderungen zu bewältigen. Die Forschung hat einige Hinweise dafür gefunden, dass sich Führungskräfte im Team ihrer eigenen Mitarbeiter häufig isoliert fühlen (Lee/Tiedens, 2001). Dies könnte daran liegen, dass Führungskräfte weniger häufig soziale Unterstützung als Mitarbeiter niedrigerer Hierarchieebenen erfahren (Krachenberg et al., 1993). Während sich Mitarbeiter untereinander in sogenannten horizontalen, d. h. ebenbürtigen Beziehungen bewegen, haben Führungskräfte zu ihren Mitarbeitern vertikale Beziehungen, d. h. Beziehungen, die sich durch ein Ober- und Unterordnungsverhältnis auszeichnen. In vertikalen Beziehungen ist es durch das bestehende Abhängigkeitsverhältnis schwieriger, Vertrauen und soziale Unterstützung zu erleben. Häufig bleibt eine letzte schwer zu überbrückende Distanz zwischen Führungskraft und Mitarbeiter. Möglicherweise bitten Personen, die sich in vertikalen Verhältnissen befinden, aus diesem Grund seltener um Hilfe als Personen in horizontalen Verhältnissen (Lee, 1997). Bei einigen Führungskräften kann es so zu einem Gefühl der Einsamkeit kommen, die negative Auswirkungen auf die körperliche und psychische Gesundheit der betroffenen Personen haben kann (Cacioppo et al., 2002).

Häufig verfügen Führungskräfte neben speziellen Stressoren allerdings auch über besondere Ressourcen, die ihnen helfen können, die hohen fachlichen und persönlichen Anforderungen ihrer Tätigkeit abzufedern. In der Regel verfügen Führungskräfte gegenüber ihren Mitarbeitern über überdurchschnittliche kognitive Kompetenzen (Baumert et al., 2013; Kramer, 2009), mehr Freiheitsgrade bei der Gestaltung ihres Arbeitsalltags und ein gewisses Ausmaß an Macht bzw. Entscheidungskompetenz.

Zusammenfassend stellen Führungskräfte damit eine Gruppe von Mitarbeitern im Unternehmen dar, die sowohl speziellen Herausforderungen zu begegnen haben, als auch über hohe Ressourcen verfügen. Interventionen zur Prävention und Gesundheitsförderung bei Führungskräften müssen in beiden Bereichen ansetzen, d. h. sowohl Stressoren reduzieren als auch bereits vorhandene Ressourcen stärken.

3.6.2.1 Resonante Führung

Wenn Führungskräfte ihre Rolle als Stressor wahrnehmen, bietet es sich an, neue Verhaltensweisen in das Verhaltensrepertoire zu übernehmen. Wir stellen Ihnen ein mögliches Beispiel vor, das Konzept der resonanten Führung, welches Handlungsweisen verdeutlicht, die auch für die Führungskraft selbst gesundheitsförderlich sind.

Das Konzept der resonanten Führung (Boyatzis/McKee, 2005) beschreibt Führungskräfte, deren Verhalten sich durch Achtsamkeit, Hoffnung und Mitgefühl auszeichnet. Diese drei Elemente von Führung haben im besten Fall als Konsequenz, dass sich Führungskräfte und Mitarbeiter gegenseitig mit positiven Emotionen begegnen und sich auf diese Art und Weise emotional miteinander »synchronisieren« (Boyatzis et al., 2012). Als Gegenteil von resonanter Führung wird dissonante Führung bezeichnet, d. h. Führung, die nicht in Einklang mit den Emotionen von Mitarbeitern steht. Resonante Führung spiegelt sich laut Boyatzis et al. (2012) bei Mitarbeitern auch auf physiologischer Ebene durch parasympathische Aktivierung wider, und kann deshalb zu einem Gefühl der Entspannung bei Mitarbeitern führen. Dissonante Führung hingegen kann zu sympathischer Aktivierung führen und sich in einer Stressreaktion manifestieren (▶ Kap. 1.2.1). Neurologische Grundlage dieser Reaktionen ist das bereits in den Abschnitten »Mitgefühl« und »Emotionsarbeit« angesprochene Spiegelneuronen-System im Gehirn (Rizzolatti/Craighero, 2004; Rizzolatti et al., 2001), das Emotionen »ansteckend« machen kann (Hatfield et al., 1993).

Boyatzis and McKee (2005) betonen, dass resonante Führung nicht nur den Mitarbeitern zu Gute kommt, sondern auch Gesundheit und Wohlbefinden der Führungskraft selbst stärkt. Denn durch resonante Führung können Beziehungen von hoher Qualität am Arbeitsplatz geschaffen werden, die vielfältige positive Auswirkungen auf Gesundheit und Wohlbefinden für alle Beteiligten haben, sowohl direkt auf physiologischer Ebene, als auch indirekt durch praktische sowie emotionale Unterstützung (Cohen/Wills, 1985; Heaphy/Dutton, 2008; Theorell et al., 1990; ▶ Kap. 2.4). Um resonant zu führen, ist es wichtig, Mitarbeitern Achtsamkeit, Hoffnung und Mitgefühl vorzuleben. Statt Mitgefühl mit Mitarbeitern wird in der Folge allerdings das Thema Selbstmitgefühl diskutiert, weil Selbstmitgefühl speziell für Führungskräfte in ihrer fordernden Situation hilfreich sein kann. Das Thema Mitgefühl mit anderen Personen wird im Abschnitt »Mitgefühl« thematisiert.

3.6.2.2 Achtsamkeit

Achtsamkeit ist mittlerweile auch in der Wirtschaftswelt so populär, dass Großunternehmen bereits eigene Achtsamkeitstrainings entwickelt haben (Tan, 2012). Achtsamkeit bedeutet, die Aufmerksamkeit absichtsvoll auf die eigenen Gedanken, Gefühlen und Körperempfindungen zu richten, und sie so zu beobachten, wie diese sich in einem bestimmten Moment darstellen. Achtsamkeit bedeutet also, aus dem »Autopilotenmodus« auszusteigen, in dem wir uns in der Regel befinden, und die innere und die äußere Welt klar, deutlich und bewusst wahrzunehmen. Achtsamkeit hat sich in einer Vielzahl von wissenschaftlichen Studien als effektiv bei Stress sowie unterschiedlichen körperlichen und psychischen erwiesen (Grossman et al., 2004). Die Klarheit und Bewusstheit, die durch regelmäßige Achtsamkeitspraxis erlangt werden kann, sind möglicherweise auch dazu geeignet, Führungskräfte bei der Wahrnehmung ihrer komplexen Aufgaben zu unterstützen (Sauer et al., 2011).

3.6.2.3 Hoffnung

Wissenschaftlich gesehen besteht Hoffnung daraus, sowohl ein Ziel, eine Strategie zur Erreichung dieses Ziels und die Motivation zu haben, dieses Ziel zu erreichen (Snyder, 2002). Hoffnung trägt Menschen also in eine Richtung, der sie einen positiven Wert beimessen. Hoffnung ist lebenswichtig. Ein Gefühl von Hoffnung macht uns zum Beispiel widerstandsfähig im Umgang mit Krebs, Schmerzen und Symptomen psychischer Erkrankungen (Ho et al., 2010; Snyder, 2002). Ein Zuviel an Hoffnung scheint es entgegen häufig geäußerter Befürchtungen grundsätzlich nicht zu geben. »Falsche Hoffnung« kann nur dann aufkommen, wenn Menschen sich zu hohe bzw. falsche Ziele setzen, oder über keine Strategien verfügen, um ihre Ziele auch zu erreichen (Snyder, 2002). Hoffnung, wenn sie nach außen kommuniziert wird, ist eine wichtige Ressource für Führungskräfte, weil sie, vor allem in Krisenzeiten, die Energien von Mitarbeitern in eine positive Richtung lenkt. Dadurch kommt es quasi zu einer sich selbst erfüllenden Prophezeiung, welche positive Ergebnisse tatsächlich wahrscheinlicher macht (Boyatzis/McKee, 2005). Positive innere Bilder haben sich auch in der Psychotherapie als hilfreiche Methode zur Steigerung von Gesundheit und Wohlbefinden erwiesen (Kirn et al., 2009).

3.6.2.4 Selbstmitgefühl

Eine neue Erweiterung der Mitgefühlforschung ist Selbstmitgefühl d. h. einem mitfühlenden Umgang mit der eigenen Person in schwierigen Momenten (Neff, 2003; Salzberg, 2002). Selbstmitgefühl besteht aus den drei Faktoren Achtsamkeit, Verbundenheit mit anderen Menschen und Freundlichkeit mit sich selbst. Selbstmitgefühl bedeutet, sich selbst in schwierigen Momenten Zuwendung, Trost und Wärme zu schenken, genauso, wie wir es einem geliebten Menschen gegenüber tun würden. In der Regel sind wir nämlich mit uns selbst deutlich kritischer, als wir es anderen gegenüber wären. Die meisten Menschen haben eine kritische innere Stimme (einen »inneren Kritiker«), die sie deutlich wahrnehmen, vor allem, wenn sie einen Fehler gemacht oder sie sich falsch verhalten haben. Klassischerweise sagt dieser innere Kritiker Sätze wie »Aha, mal wieder ein Fehler … Du hättest dich mehr anstrengen sollen … Du hast es also wieder nicht geschafft … Du bist ein Versager … Wie kann man nur so dumm sein … Streng dich das nächste Mal gefälligst mehr an …« Selbstkritik ist aus evolutionspsychologischer Perspektive zunächst einmal sehr sinnvoll, weil sie uns davor schützen soll, den gleichen Fehler ein zweites Mal zu begehen. Entsprechend ist Selbstkritik auch mit solchen Gehirnregionen assoziiert, die für Problemlösen verantwortlich sind (Longe et al., 2010). Allerdings ist es nicht in jedem Fall hilfreich, wenn etwas schief gelaufen ist, sofort über zukünftige Lösungen nachzugrübeln. Stress führt nämlich dazu, dass bei der Entscheidungsfindung weniger Alternativen gegeneinander abgewogen werden (Keinan, 1987) – unser Denken engt sich also durch Stress ein. Wenn Selbstkritik geübt wird, verstärken sich zudem negative Gefühle und unsere biologische Stressreaktion wird aktiviert (Gruen et al.,1997). Achtsames Selbstmitgefühl setzt diesem Mechanismus außer Kraft, und setzt Zuwendung, Wärme und Trost an die Stelle von Selbstkritik, Selbstvorwürfen und Selbstabwertung. Selbstmitgefühl hat sich als hocheffektiv bei der Steigerung von Gesundheit und Wohlbefinden erwiesen (Leary et al., 2007; MacBeth/Gumley, 2012).

Führungskräfte, die resonant führen, also mit ihren Mitarbeitern »mitschwingen«, können so ihre eigene körperliche und psychische Gesundheit sowie die ihrer Mitarbeiter stärken. Im nächsten Abschnitt finden Sie einige Übungen zum Thema resonante Führung.

Exkurs: Übungen zur resonanten Führung

In der Folge werden jeweils eine kurze Übung aus dem Bereich der Achtsamkeit, der Hoffnung und des achtsamen Selbstmitgefühls vorgestellt. Die Übungen sind angelehnt an Segal, Williams und Teasdale (2012), Boyatzis and McKee (2005) sowie (Germer, 2011). Die Übungen dauern jeweils in etwa drei Minuten. Sie sind als Einstieg in einen anderen Umgang mit dem eigenen Erleben und mit der eigenen Person gedacht.

Achtsamkeit: Die achtsame Atempause
Die achtsame Atempause hilft Ihnen dabei, sich aktiv in der Gegenwart zu verankern. Setzen Sie sich aufrecht auf Ihren Stuhl. Atmen Sie ein und schließen Sie die Augen mit einer tiefen Ausatmung. Verorten Sie sich zunächst sanft im gegenwärtigen Moment. Spüren Sie, wie Ihr Körper die Unterlage berührt. An welchen Stellen fühlen Sie einen Kontakt zum Stuhl? Vielleicht an den Unterarmen, am Gesäß, oder an der Rückseite der Oberschenkel? Fühlen Sie zunächst, wie Ihr Atem in Wellen durch Ihren Körper streift, wie sich Ihr Brustkorb und Ihre Bauchdecke heben und senken. Spüren sie dann, wie sich Ihr Körper anfühlt. Spüren sie irgendwo Anspannung, Entspannung, Wärme oder Kühle? Oder auch unangenehme Empfindungen wie Jucken oder auch Schmerz? Machen Sie sich in einem zweiten Schritt bewusst, welche Gedanken Ihnen gerade durch den Kopf gehen. Vielleicht Gedanken an ein wichtiges Meeting? Oder an eine schwierige zwischenmenschliche Situation? Vielleicht denken Sie gerade auch: »Was für eine sinnlose Übung...«. Das macht nichts. Was auch immer Ihnen gerade durch den Kopf geht, schenken Sie dem Gedanken Akzeptanz und benennen Sie ihn. Fragen Sie sich schließlich, welche Gefühle Sie gerade in sich spüren. Dieser Schritt fällt vielen Menschen erfahrungsgemäß am schwersten. Ist da Traurigkeit, Wut, Freude, Scham, Stolz? Wenn Sie möchten, können Sie

die Stärke dieser Gefühle auch auf einer Skala von 1–10 für sich benennen. Atmen Sie noch drei Mal ganz bewusst ein und aus. Öffnen Sie dann sanft Ihre Augenlieder und kehren Sie in Ihren Alltag zurück.

Hoffnung: Die bestmögliche Entwicklung
Nehmen Sie sich einen Moment der Stille und schließen Sie Ihre Augen. Fragen Sie sich, was Sie und Ihr Team z. B. innerhalb des nächsten Jahres erreicht haben könnten, wenn alles optimal läuft. Gestatten Sie es sich, zu träumen. Welche Bilder tauchen vor Ihrem inneren Auge auf? Welche Gedanken, Gefühle und Körperempfindungen begleiten diese Bilder? Wenn Gedanken wie »Das schaffst/ schafft du/ihr doch niemals, das ist unmöglich etc.« auftreten, akzeptieren Sie die Präsenz dieser Gedanken und kehren Sie zur Imagination zurück. Kehren Sie nach einigen Minuten aus dieser Imagination zurück. Wie fühlen Sie sich jetzt? Vielleicht energiegeladener und optimistischer? Haben Sie Elemente in der Imagination inspiriert, die Sie »mitnehmen« möchten?

Selbstmitgefühl: Die Selbstmitgefühlpause
Die Selbstmitgefühlpause kann Sie dabei unterstützen, anders als bisher gewohnt auf belastende Situationen zu reagieren. Sie können sich mit der Selbstmitgefühlpause genau die Wärme und Zuwendung schenken, die Sie in einem solchen Moment brauchen. Dies kann vor allem dann hilfreich sein, wenn gerade niemand anwesend ist, der Ihnen in einem schwierigen Moment Beistand leisten könnte, oder Sie niemanden ansprechen möchten.

Die Selbstmitgefühlpause beginnt damit, dass Sie überhaupt erst einmal feststellen, dass Sie sich gerade nicht gut fühlen (Achtsamkeit). Sobald Sie Gefühle wie zum Beispiel Traurigkeit, Ärger oder Angst, negative Gedanken wie »Das war klar, dass du das wieder mal verbockst« oder unangenehme Körperempfindungen wie Schwere oder Anspannung wahrnehmen, sagen Sie zu sich selbst »Das ist ein Moment des Schmerzes«. Neff (2012) schlägt als Alternative vor, dass Sie sich ebenfalls »Autsch« oder »Das hat weh getan/tut weh …« sagen. Egal, welche Formulierung Sie nutzen, lenken Sie Ihre Aufmerksamkeit achtsam auf diesen Moment des Schmerzes. Im zweiten Schritt machen Sie sich klar, dass Sie mit diesem Schmerz nicht alleine sind. Kennen Sie die REM-Songzeile »Everybody hurts sometimes«? Erinnern Sie sich daran, dass Schmerz Teil des Menschseins ist und somit zum Leben dazugehört, zum Beispiel, indem Sie sich sagen »Schmerz ist Teil des Lebens« oder »Alle Menschen fühlen ab und an Schmerz«. Im dritten und letzten Schritt der Selbstmitgefühlpause schenken Sie sich nun selbst Fürsorge. Sagen Sie sich genau den Satz, den Sie in diesem Moment brauchen und der Ihnen gut tut, zum Beispiel »Möge ich freundlich mit mir selbst sein« oder »Möge ich geduldig sein« oder auch »Möge ich an Stärke gewinnen«. Spüren Sie nach – welche Wirkung hat die Übung auf Sie? Fühlen Sie sich weicher, gelöster?

3.6.3 Tätigkeiten mit wenig Einflussmöglichkeiten auf das Arbeitsumfeld

Wenn ein Mitarbeiter größere Einflussmöglichkeiten auf seine Arbeitszeit, Arbeitsmethode oder die Inhalte seiner Arbeit erhält, hat er mehr Möglichkeiten, auf stressauslösende Situationen zu reagieren und unterliegt somit auch geringeren gesundheitlichen Risiken. Die subjektiv wahrgenommene Möglichkeit eines Mitarbeiters, das eigene Arbeitsumfeld so zu beeinflussen, dass er mehr Belohnung und weniger Disstress und Belastung erfährt (▶ Kap. 3.5), kann als »Kontrolle bei der Arbeit« definiert werden (Ganster, 1989).

Stellen Sie sich die Situation einer Verkäuferin vor, die Backwaren in einem mobilen Stand in einer Fußgängerzone anbietet. Ihre Vorgesetzten haben analysieren lassen, wann und wo es die höchste Frequenz an Fußgängern gibt, sodass sie der Verkäuferin einen festen Plan vorlegen konnten, wann sie wo zu stehen hat, um die besten Verkaufsaussichten zu haben. Merkwürdigerweise gehen die Verkaufszahlen seit dem Inkrafttreten des Plans aber zurück. Die Verkäuferin weiß warum: Es versammeln sich nun immer größere Gruppen von Tauben um den Stand, um die anfallenden Krümel zu ergattern. Das schreckt die Kunden ab. Bevor ihr der Plan vorgelegt wurde, konnte sie schon auf kleinere Taubenansammlungen reagieren, indem sie den Stand einfach ein Stück weiter schob. Die jetzige Situation belastet sie hingegen sehr: tauchen die ersten Tauben auf, merkt sie, wie die Anspannung in ihr steigt, denn die Tauben gefährden ihre Verkaufsprämien, und sie kann nichts dagegen tun. Die Backwarenverkäuferin beschließt den Vorgesetzten von dem Problem zu berichten, und diese entscheiden sich dafür, den Standortplan probehalber auszusetzen. Die Verkäuferin erhält somit wieder ein größeres Maß an Kontrolle bei der Arbeit, sodass die Taubenansammlungen sie nicht mehr »stressen« können. Ein größeres Maß an Kontrolle über die eigene Tätigkeit kann einem Mitarbeiter also ermöglichen, auf Stressoren zu reagieren, und wirkt Stressreaktionen somit präventiv entgegen. Denn wie im Abschnitt »Wie entsteht Belastung durch den Arbeitsplatz? Prozesse, Modelle, Definitionen« erläutert, besagt das *Transaktionale Stressmodel* von Lazarus unter anderem, dass eine Stressreaktion dann eintritt, wenn keine adäquaten Möglichkeiten zur Bewältigung einer bedrohlichen Situation vorhanden sind. Und da eine chronische Stressreaktion mit erhöhten Gesundheitsrisiken in Verbindung gebracht wird (▶ Kap. 1.3.1), spielen die Einflussmöglichkeiten eines Mitarbeiters auf sein Arbeitsumfeld somit eine bedeutsame Rolle in nahezu allen wichtigen Theorien, die den Zusammenhang zwischen Gesundheit und dem Arbeitsplatz einer Person zu erklären versuchen (Bond/Bunce, 2003).

Das Ausmaß an Kontrolle, über das ein Mitarbeiter verfügt, kann anhand diverser Aspekte seines Arbeitsumfelds festgemacht werden (z. B. Arbeitsgeschwindigkeit, Zielsetzung, Wahl der Arbeitsmittel- und verfahren, Arbeitsinhalte, Arbeitszeiteinteilung). Dementsprechend vielfältig sind die Möglichkeiten für Verantwortliche, einem Mitarbeiter größere Einflussmöglichkeiten zu verleihen. Um den Leser bei der Identifikation derartiger Handlungsoptionen zu unterstützen, wird in der Folge eine Reihe von Arbeitssituationen vorgestellt, in denen Mitarbeiter in unterschiedlicher

Art und in unterschiedlichen Ausmaßen Kontrolle am Arbeitsplatz ausüben können. Wohlmöglich finden Sie Charakteristika Ihres Verantwortungsbereichs wieder.

Beispiel A. Die Tätigkeit eines Augenoptikergesellen beinhaltet hauptsächlich die Beratung der Kunden im Verkaufsraum und die handwerkliche Fertigstellung der Brillen in der angeschlossenen Werkstatt. Um die kreisrunden Glas-Rohlinge in die Form der vom Kunden ausgewählten Brille zu bringen, hat der Augenoptiker die Möglichkeit, einen Schleifautomaten zu verwenden oder den Rohling per Hand an einem Schleifstein in Form zu bringen. Der Automat erledigt den Vorgang schneller, nimmt mitunter aber zu viel Material ab, sodass ein neuer Rohling bestellt werden muss. Bei besonders preisintensiven Gläsern zieht der Geselle es deshalb vor, per Hand zu schleifen. Die Wahl zwischen Schleifautomat und Handschleifstein verleiht also Kontrolle über eine potentielle Bedrohung (Verlust eines Glases). Ein weiterer Freiheitsgrad im Arbeitsalltag des Augenoptikers besteht darin, dass es die Möglichkeit gibt, das momentane Arbeitsfeld mit den Kollegen zu tauschen. So hat er die Option, sich in die Werkstatt »zurückzuziehen«, wenn er sich dem Kundenkontakt mal nicht gewachsen fühlt, während der Tauschpartner die aktuell besonders ausgeprägte Kommunikationsfreude nutzt, um die Verkaufsstatistik nach vorne zu treiben. Eingeschränkt wird die Kontrolle des Gesellen hingegen durch einen sehr peniblen Leitfaden für das Kundengespräch, der die Abfolge der Fragen bei der Analyse des Kundenbedarfs explizit vorgibt. Die Zentrale hat den Meister angewiesen, großen Wert auf die Einhaltung und Überwachung der Vorgaben zu legen. In den Augen des Gesellen führt die Bindung an den Leitfaden aber stellenweise zu unangenehmen Situationen, da die Fragen etwas aus dem Zusammenhang gerissen scheinen, und es ihm nicht ermöglichen, auf die für den Kunden besonders wichtigen Punkte ausführlicher einzugehen.

Beispiel B. Die Hauptaufgabe eines Krankenpflegers in dem Operationssaal einer Umfallambulanz besteht darin, den Operationsverlauf am Computer zu dokumentieren. Dies geschieht anhand von Codes, welche die operierenden Ärzte diktieren. Da die Operationsverläufe in einer Umfallambulanz stark variieren, kann der Krankenpfleger nur sehr schwer einschätzen, wann der nächste Code diktiert wird, bzw. um welchen es sich handelt. Vorarbeiten ist somit nicht möglich. Diese Option wäre aus Sicht des Krankenpflegers aber wünschenswert, da die Operateure häufig viele Codes auf einmal diktieren und es dem Pfleger dann sehr schwerfällt, mit der Dokumentation schrittzuhalten. Er hat also keine Möglichkeit, dieser Bedrohung entgegenzuwirken. Die Unvorhersehbarkeit der Tätigkeitsanforderungen – wie auch der minimale Spielraum beim Vorgang der Dokumentation – nehmen ihm Möglichkeiten, das eigene Arbeitsumfeld zu beeinflussen. Verschärft wird diese Situation dadurch, dass es dem Team der Pflegekräfte oft schwer fällt, Nachfragen an die Operateure zu stellen, da diese bisweilen herablassend reagieren (mehr zu diesem Stressor finden Sie im Abschnitt zur »Psychologischen Sicherheit«). Darüber hinaus wird dem Krankenpfleger die Kontrolle seines Arbeitsumfeld durch veraltete Arbeitsmittel erschwert, die ihm keine Chance geben, sein »Handwerk« zu beherrschen: der Computer ist oft sehr langsam und »hängt sich« bisweilen sogar auf. Ein höheres Maß an Kontrolle kann der Pfleger dann ausüben, wenn er für den Dienst auf der Station eingeteilt ist. Diesbezüglich ist vor allem zu erwähnen, dass ihm hier die Möglichkeiten eingeräumt werden, die Pausenzeiten selbst festzulegen und sich kurze Auszeiten zu nehmen, in denen er sich mit den anderen Teammitgliedern austauschen kann. Das gibt dem Krankenpfleger die Möglichkeit, bestimmten Stressoren zu entkommen, Anspannungen zeitnah abzubauen und »aufgestaute« Gefühle auszudrücken. Karasek und Theorell (1992) messen der sozialen Unterstützung einen sehr hohen Stellenwert bei, was sie dazu veranlasste, ihr einflussreiches Modell, dass gesundheitliche Risiken am Arbeitsplatz anhand der Ausmaße von Anforderungen und Kontrollmöglichkeiten erklärt, um die Dimension »soziale Unterstützung« zu erweitern.

Beispiel C. Die vorwiegend kreative Tätigkeit eines angestellten Architekten in einem Architekturbüro ist von weiten Handlungsspielräumen geprägt. Steht die Gewinnung eines neuen Auftrags an, schlägt die Büroleitung dem Architekten eine Reihe von Ausschreibungen vor, von denen dieser dann eine auswählen kann. Er hat also Einfluss auf den Inhalt der eigenen Arbeit und die Zielsetzung. Die unmittelbare Tätigkeit ist ebenfalls von Freiheitsgraden geprägt. Dabei sind die gestalterischen Freiräume nur ein Aspekt unter vielen. So steht es dem Architekten beispielsweise frei, ob er technische Aspekte zur Grundlage seines Entwurfes macht, oder ökologische Maßstäbe als Basis für statische, technische und finanzielle Kalkulationen heranzieht. Für die spezifischen Berechnungen steht ihm dann eine größere Auswahl an Computerprogrammen zur Verfügung, sodass er eines wählen kann, mit dem er besonders gut umgehen kann und sich nicht mit Computerproblemen herumschlagen muss. Die positiven Effekte der zahlreichen Optionen, die helfen, belastende Arbeitssituationen zu vermeiden, werden allerdings dadurch gemindert, dass der Architekt nur sehr selten Feedback von seinen Vorgesetzten bekommt und häufig unklar ist, was die Initiatoren der Ausschreibungen wünschen. Denn auch wenn er die Möglichkeit hat, eine Entscheidung bspw. für oder gegen ein bestimmtes Arbeitsverfahren zu treffen, bedeutet dies noch nicht, dass er damit langfristig Einfluss auf die eigene Arbeitsumwelt ausüben kann. Tatsächliche Kontrolle könnte er dann ausüben, wenn er die Konsequenzen seiner Entscheidungen abschätzen kann, und die entsprechenden Informationen in den Entscheidungsprozess einfließen lassen kann. Dann könnte er durch seine Handlungen das zukünftige Geschehen in seinem Arbeitsumfeld angemessen kontrollieren. Das ist dem Architekten jedoch kaum möglich, da die Vorgesetzten und die potentiellen Auftraggeber während des Schaffensprozesses in der Regel kaum Rückmeldung zu der bisher geleisteten Arbeit geben.

Das Beispiel des Architekten macht deutlich, dass Maßnahmen, die darauf abzielen, Mitarbeitern mehr Kontrolle zu verleihen, nicht allein die Ausdehnung von Einflussmöglichkeiten auf Arbeitstempo, Arbeitsinhalt, Zielsetzung etc. betreffen sollten. Um die wahrgenommenen Einflussmöglichkeiten auf das eigene Arbeitsumfeld (die »Kontrolle bei der Arbeit«) eines Mitarbeiters zu erhöhen, und damit seine Gesundheit zu fördern, müssen dem Mitarbeiter Informationen zur Verfügung gestellt werden, die es ihm erlauben, die Konsequenzen seiner »freien« Entscheidungen abzusehen (Hacker, 2005). Ein professionelles Feedback ist dabei ein gutes Mittel zum Zweck (▶ Kap. 2.3). Darüber hinaus erhöht ein derartiges Gespräch die Kontrolle eines Mitarbeiters, indem es ihm eine Plattform gibt, um Bedürfnisse und Optimierungsvorschläge zu äußern, woraus entsprechend positive Konsequenzen für diesen – im Sinne der Vermeidung von bedrohlichen Situationen und der Erhöhung von Belohnung – entstehen können (Quick et al., 2013). Einen weiteren Ansatzpunkt der Gesundheitsprävention offenbarte das Beispiel des Krankenpflegers, bei dem der veraltete Computer des Öfteren zu erhöhtem Pulsschlag und einem hochroten Kopf führte: stellen Sie Ihren Mitarbeitern Arbeitsmittel zur Verfügung, die es ihnen erlauben, ihr Arbeitsumfeld zu kontrollieren! Verantwortliche haben also vielfältige Möglichkeiten, die Einflussmöglichkeiten von Mitarbeitern zu erhöhen und können als Konsequenz der entsprechenden Maßnahmen mit erhöhter Arbeitsmotivation, besseren Lernerfolgen und einer besseren Bewertung der Arbeitssituation im Allgemeinen rechnen (Hacker, 2005).

3.6.4 Zusammenfassung

Es ist wichtig, als Führungskraft und Verantwortungsträger im Unternehmen besondere Stressoren, die sich aus dem Arbeitsauftrag ergeben können, im Blick zu halten. Dies können zum Beispiel Emotionsarbeit, die eigene Rolle als Führungskraft und Tätigkeiten mit wenig Autonomie und Kontrolle sein. Emotionsarbeit stellt eine besondere Herausforderung dar und verlangt Wissen, Verständnis und soziale Unterstützung von einem Vorgesetzten. Führung ist ebenfalls fordernd, und kann durch einen sogenannten resonanten Führungsstil, der sich durch Achtsamkeit, Hoffnung und Mitgefühl, gesund gestaltet werden. Je größer schließlich die Einflussmöglichkeiten sind, die ein Mitarbeiter auf sein Arbeitsumfeld hat, desto besser ist es ihm möglich, belastenden Situationen entgegenzuwirken.

3.7 Zusammenfassung Kapitel 3

Bei der Betrachtung einzelner Arbeitsplätze wird schnell klar, dass sie so vielfältig sind wie die Mitarbeiter, die sie einnehmen, und so verschieden wie die Unternehmen, in denen sie beheimatet sind. Jeder Mitarbeiter und jede Abteilung begegnet also Herausforderungen, die ihren ganz eigenen Charakter haben. Damit diese Herausforderungen nicht zu Belastungen werden, haben Verantwortliche in Unternehmen die Möglichkeit, die spezifischen Arbeitssituationen zu beobachten und auf Umstände zu reagieren, die eine Herausforderung zur Belastung werden können. Um den Leser bei der Identifikation möglicher Belastungen zu unterstützen, wurden in diesem Kapitel verschiedene potentiell belastende Aspekte eines Arbeitsplatzes beschrieben. So wurde unter anderem festgestellt, dass unflexible Arbeitszeiten zu einem Konflikt zwischen dem Arbeitsleben und dem Familienleben eines Mitarbeiters führen können und, dass das Wohlbefinden von Mitarbeitern dadurch beeinträchtigt werden kann, dass sie sich nicht im Klaren darüber sind, was genau von ihnen erwartet wird. Die verschiedenen Belastungssituationen an einem Arbeitsplatz können vielfältige negative Konsequenzen für den einzelnen Mitarbeiter und für das Unternehmen haben. Besonders häufig wurde auf den Zusammenhang mit gesundheitlichen Risiken für den Mitarbeiter und auf geringere Arbeitszufriedenheit sowie geringere Arbeitsleistung hingewiesen. Verantwortungsträger in Unternehmen haben eine Vielzahl von Möglichkeiten, um auf Belastungssituationen zu reagieren, bzw. diesen vorzubeugen und negative Konsequenzen somit abzuwenden. So wurde beispielsweise vorgeschlagen, Mitarbeitern flexible Arbeitszeiten anzubieten, wenn sie dadurch belastet werden, dass sich familiäre und berufliche Anforderungen zeitlich überschneiden. Auch die gezielte Klarstellung von Erwartungen an einen Mitarbeiter im Rahmen eines persönlichen Gesprächs ist ein Beispiel für gesundheitsförderliche Maßnahmen. Gesundheitsprävention, die am einzelnen Arbeitsplatz bzw. im Arbeitsumfeld eines Teams mit ähnlichen Voraussetzungen ansetzt, ist vor allem deshalb wichtig, weil sie der Verschiedenheit von persönlichen Umständen und Arbeitsaufträgen gerecht wird. Darüber hinaus können entsprechende Maßnahmen insofern von Vorteil sein, als sie sich in geringerem Maße auf die Gesamtheit der Arbeitsplätze in einer Organisation auswirken, als es bei den in Kapitel 2 beschriebenen Präventionsmöglichkeiten der Fall ist. Im Vorfeld nur schwer absehbare Konsequenzen können somit besser kalkuliert werden, was bedeutet, dass mit der Veränderung einhergehende Risiken minimiert werden können. Diese Bemerkung darf jedoch nicht darüber hinwegtäuschen, dass die Kultur eines Unternehmens betreffende Maßnahmen von entscheidender Bedeutung für einen umfassenden und nachhaltigen Wandel – hin zu einer gesunden Organisation in der gesunde Mitarbeiter arbeiten – sind. Dementsprechend sind arbeitsplatzspezifische Maßnahmen immer im Verbund mit kulturellen Veränderungen zu sehen. Das wird zum Beispiel dann deutlich, wenn bedacht wird, dass viele Mitarbeiter von einem Maßnahmenkatalog zur Reduktion von Arbeit-Familie-Konflikten erst dann Gebrauch machen werden, wenn sie der Ansicht sind, dass Kollegen und Vorgesetzte die Ansicht teilen, dass familiäre Bedürfnisse eine Sonderbehandlung rechtfertigen und den Mitarbeitern, die entsprechende Möglichkeiten nutzen, kein Nachteil entstehen darf.

4 Praxisleitfaden: Wie setze ich die Maßnahmen in meinem Unternehmen praktisch um?

4.1 Einleitung

Wenn in Unternehmen Veränderung angestrebt werden soll, zum Beispiel zur Verbesserung von psychischer Gesundheit und Wohlbefinden der Mitarbeiter, dann spielen Führungskräfte und Entscheidungsträger eine wesentliche Rolle. Es ist ihre Aufgabe, Problembereiche, die der Veränderung bedürfen, zu identifizieren, passende Maßnahmen auszuwählen und deren Implementierung zu begleiten. Wir haben in den vorangegangenen Kapiteln zahlreiche Möglichkeiten dargestellt, wie die psychische Gesundheit von Mitarbeitern in Unternehmen erhöht werden kann. In diesem Kapitel wollen wir aufzeigen, wie diese Frage beantwortet werden kann, und zwar so, dass Veränderungen zielgenau auf ein tatsächlich vorhandenes Problem, zum Beispiel ein Mangel an Wertschätzung oder Rollenkonflikte, passen. Der Ansatz, mit dem wir in der Folge arbeiten werden, heißt evidenzbasierte Unternehmensführung. Dieser Ansatz besagt, dass Entscheidungen in Organisationen auf der ausdrücklichen, gewissenhaften und vernünftigen Nutzung von vier Informationsquellen beruhen sollten: Erstens sollte die Expertise und Erfahrung von relevanten Praktikern einbezogen werden, zweitens sollte der lokale Kontext im Unternehmen miteinbezogen werden, drittens sollten betroffene Personen zu Wort kommen, und viertens sollte eine kritische Bewertung der relevanten wissenschaftlichen Literatur zu dem Thema durchgeführt werden (Briner et al., 2009). Evidenzbasierte Unternehmensführung tritt heutzutage zunehmend an die Stelle von Bauchgefühl und Intuition bei wichtigen Unternehmensentscheidungen.

4.2 Evidenzbasierte Unternehmensführung

Wie könnte ein evidenzbasierter Ansatz zur Lösung von Problemen in Unternehmen aussehen? Wir demonstrieren dies an folgendem Fallbeispiel (Rousseau, 2006).

Der Leiter eines Unternehmens ist besorgt. Bereits seit einiger Zeit ist der Krankenstand in seinem Unternehmen für Maschinenbau zu hoch. Einige Mitarbeiter sind schon seit Monaten krankgeschrieben. Die verbliebenen Mitarbeiter müssen die Arbeit der abwesenden Mitarbeiter zusätzlich zu ihren eigenen Aufgaben erledigen. Schon häufiger haben sich Mitarbeiter deshalb bei ihren Führungskräften über diese Mehrarbeit beschwert. Bei Meetings der Führungsebene wurde der Vorschlag gemacht, Mitarbeitern mit wenig Fehltagen am Ende des Jahres Prämien zu zahlen, um so den Krankenstand einzudämmen. Der Leiter des Unternehmens weiß aber, dass Präsentismus, d. h. die Anwesenheit von Mitarbeitern bei der Arbeit trotz Krankheit, noch höhere Kosten z. B. durch eine erhöhte Fehlerquote verursacht als ein hoher Krankenstand.

Deshalb entschließt sich der Leiter des Unternehmens, den Ursachen des hohen Krankenstands auf den Grund zu gehen, und Interviews mit Mitarbeitern zu führen. Die Interviews lassen den Schluss zu, dass der Arbeitsdruck zugenommen hatte, und zwar aufgrund neuer Dokumentationsbögen, welche die Unternehmensleitung zu Beginn des Jahres eingeführt hatte. Als Teil des Qualitätsmanagements sollten diese Bögen bei den verschiedenen Stationen, die ein Werkstück durchläuft, ausgefüllt werden. Eigentlich sollte dies die Arbeit übersichtlicher machen, wichtige Informationen zur häufigen Fehlerquellen geben und so die Qualität der Produkte sichern. Die Bögen schienen jedoch die Komplexität der Arbeit stark zu erhöhen, da neben den tatsächlichen Werkstücken auch die Dokumentationsbögen bearbeitet und im Unternehmen weitergeleitet werden mussten. Manche Mitarbeiter waren zudem dazu übergegangen, aus Zeitgründen Dokumentationsbögen nicht nach einer Tätigkeit, sondern am Ende des Arbeitstages gesammelt auszufüllen, um Zeit zu sparen. Infolgedessen hatte im Unternehmen die Anzahl an nicht berichteten Fehlern und Beinahe-Fehlern zugenommen. Mitarbeiter verspürten zudem einen hohen Druck, Fehler nicht zu berichten, die eigentlich aufgrund der Dokumentationsbögen gar nicht hätten passieren dürfen. Dieser Druck wurde als eine wesentliche Ursache für den erhöhten Krankenstand identifiziert.

Anstatt im Lichte dieser Probleme die korrekte Beantwortung der Dokumentationsbögen zu verlangen, entschied sich das Unternehmen, in Zusammenarbeit mit den Mitarbeitern die Dokumentationsbögen zu vereinfachen. Wie die Unternehmensleitung in Erfahrung brachte, besagen Forschungsergebnisse nämlich, dass nur wenige Informationen gleichzeitig verarbeitet werden können (typischerweise zwischen 3 und 7 Informationen), und dass die Anzahl der Informationen in den Dokumentationsbögen diese Anzahl deutlich übertraf. Selbst wenn die Dokumentationsbögen also ordnungsgemäß geführt worden wären, hätten sie doch das Ziel verfehlt, die Fehler bei späteren Arbeitsschritten zu reduzieren. Die Dokumentation wurde nun vereinfacht und es wurden nur noch die wichtigsten Kriterien erfasst. Durch die Klarheit der neuen Dokumentation und deren leichte Verständlichkeit konnten die Dokumentationsbögen ihren Zweck besser erfüllen und den Druck auf Mitarbeiter verringern, da korrekte Informationen zur Verfügung stehen. Das Unternehmen hofft durch den geringeren Druck nun auch auf eine Senkung des Krankenstandes.

Aus diesem Beispiel lassen sich die Kriterien für evidenzbasiertes Handeln von Führungskräften und Verantwortungsträgern in Unternehmen ableiten (Rousseau, 2006):

- Am Anfang evidenzbasierten Handelns steht das Verständnis der Ursache-Wirkungs-Zusammenhänge zwischen bestimmten Prozessen im Unternehmen und einem signifikanten Ergebnis.
- Anschließend müssen diejenigen Aspekte gefunden und eingegrenzt werden, die dieses Ergebnis messbar beeinflussen.
- Im Unternehmen sollte sich eine Kultur des evidenzbasierten Entscheidens entwickeln. Mitarbeiter sollen sich ermutigt fühlen, das eigene Unternehmen kritisch zu untersuchen.
- Diese Kultur sollte einen starken Austausch zwischen Personen am Arbeitsplatz beinhalten. Informationen sollen möglichst ungehindert im Unternehmen fließen, um Fehler zu reduzieren.
- Im Unternehmen sollten Entscheidungsunterstützungssysteme eingeführt werden, um Praktiken, welche durch wissenschaftliche Evidenz als hilfreich eingestuft werden, zu verbreiten. Solche Systeme können Checklisten, Protokolle oder Anweisungen beinhalten. Ziel dieser Systeme ist es, Mitarbeitern die Entscheidung für oder gegen ein bestimmtes Vorgehen zu erleichtern.
- Zusätzlich sollte in Unternehmen Zugang zu wissenschaftlicher Forschung bestehen und Austausch mit Forschern gefördert werden.

Handelt man im Unternehmen nach diesen Grundsätzen, können im Unternehmen Entscheidungen auf der Basis von Wissen getroffen werden, anstatt auf das Bauchgefühl oder die Intuition einzelner Personen im Unternehmen zu vertrauen. In Unternehmen besteht die Möglichkeit, verschiedene Arten von Evidenz zu sammeln. Rousseau (2006) unterscheidet hierbei zwischen »kleiner« und »großer« Evidenz. Im vorigen Beispiel hat sich ein Manager für eine relativ »große« Art von Evidenz entschieden und Interviews mit verschiedenen Personen im Unternehmen durchgeführt. Alternativ hätte große Evidenz auch gesammelt werden können, indem die Geschäftsleitung ein Beratungsunternehmen engagiert, welches die Umfragen durchführt. Es hätte auch weniger Aufwand betrieben werden können, indem nur eine Fragebogenumfrage oder kürzere Interviews durchgeführt worden wären. Der evidenzbasierte Ansatz der Unternehmensführung erwartet an dieser Stelle Entscheidungen von Führungskräften und Verantwortungsträgern in Unternehmen bezüglich der Intensität, mit der Evidenz im Unternehmen gesammelt werden soll. Diesen Entscheidungsspielraum haben Führungskräfte und Verantwortungsträger auch im Bereich der psychischen Gesundheit von Mitarbeitern. Auch hier kann Evidenz auf verschiedenen Genauigkeitsstufen herangezogen werden. Häufig findet in Unternehmen zum Beispiel eine Analyse der Fehlzeiten von Mitarbeitern statt. Diese werden in den meisten Unternehmen erfasst und können leicht ausgewertet und verglichen werden. Allerdings können Problembereiche in Unternehmen mit dieser Methode nur sehr ungenau identifiziert werden – dies ist ein Nachteil von »kleiner« Evidenz. Wir schlagen in diesem Kapitel eine Strategie zur Identifizierung von Problembereichen mithilfe »großer« Evidenz vor.

4.3 Vom Gedanken zur Handlung – wie gehe ich Veränderung im Unternehmen an?

4.3.1 Evidenz finden, Problembereiche identifizieren

Wie können nun die richtigen Daten erhoben werden, um Stressoren, Stress und Belastung in Unternehmen zu erkennen? Verschiedene Möglichkeiten bestehen – diese können von Fall zu Fall passend ausgewählt werden.

4.3.1.1 Mitarbeiterbefragungen

Ein erstes Instrument stellt die Mitarbeiterbefragung dar. Diese wird häufig mittels eines Fragebogens durchgeführt. Es bestehen verschiedene Fragebögen, die zur Untersuchung von Stressoren, Stress und Belastung in Unternehmen verwendet werden. Der Aussagegehalt von Mitarbeiterbefragungen mittels Fragebogen hängt von der Auswahl der Fragen ab. Es lohnt sich hier erstens, Instrumente zu verwenden, die eine hinreichende methodische Qualität aufweisen. Eine solche Qualität ist nachgewiesen, wenn ein Befragungsinstrument in einer größeren Stichprobe auf seine Reliabilität (d. h. Zuverlässigkeit), Validität (inhaltliche Passung) und Objektivität überprüft wurde. Zweitens sollte darauf geachtet werden, dass eventuell vorhandene Vorinformationen über wahrscheinliche Stressoren für bestimmte Personenkreise im Fragebogeninstrument abgedeckt werden. Werden allzu grobe Fragen gestellt, kann es dazu kommen, dass spezifische Stressoren nicht erkannt werden. Zudem ist es möglich, statt Fragebogen Interviews mit Unternehmensmitgliedern zu Stressoren, Stress und Belastung zu führen. Interviews eigenen sich besonders gut dazu, um spezifische Stressoren zu identifizieren, die bei Fragebogenuntersuchungen möglicherweise unter den Tisch gefallen wären.

4.3.1.2 Beobachtung durch eine externe Person

Wenn nun eine Steigerung der Fehlzeiten in einem Bereich oder im gesamten Unternehmen vorliegt, können Beobachter in den betreffenden Bereich oder das Gesamtunternehmen entsandt werden, um die Situation genauer zu untersuchen. Jedoch haben Beobachtungsverfahren im Bereich psychische Gesundheit den Nachteil, dass psychische Stressoren nur schwer »beobachtet« werden können. Zum Vergleich: Beobachtungsverfahren werden häufig im Bereich der Ergonomie angewendet. Hier kann eine falsche Haltung am Arbeitsplatz oder unpassendes Arbeitsgerät von einer fachkundigen Person erkannt werden. Stressoren, Stress und Belastungen hingegen entziehen sich häufig der Beobachtung. Daher sollten Beobachtungen im Bereich psychische Gesundheit von Mitarbeitern zusätzlich um Umfragen oder Interviews ergänzt werden. Vorteile eines solchen Vorgehens ist, dass in Interviews und in Beobachtungen sehr spezifische Stressoren gefunden werden können. Dieses spezifische Wissen bietet meist unmittelbar Ansätze, wie die

Belastungen reduziert werden können. Dabei sind die Lösungen oft wesentlich weniger umfangreich als allgemeine Veränderungen, da sie spezifisch für einen bestimmten Arbeitsplatz oder für eine Gruppe von Arbeitsplätzen wirken können. Spezifische Veränderungen wiederum besitzen als Vorteile gegenüber allgemeinen Veränderungen, dass sie meist kostengünstiger und schneller umzusetzen sind, und keine unbeteiligten Personen in von den Maßnahmen betroffen sind.

4.3.1.3 Workshops und Diskussionsrunden

Workshops und Diskussionsrunden stellen eine dritte Möglichkeit dar, um Stressoren, Stress und Belastungen bei Mitarbeitern zu erkennen und mögliche Gegenmaßnahmen zu identifizieren. Hier ist es wichtig, diese Diskussionsrunden durch Experten moderieren zu lassen, da in Diskussionsrunden häufig verschiedenste Gedanken mit unterschiedlichen Bezügen zu einem Thema geäußert werden. Diese Gedanken müssen strukturiert und in ihrer Relevanz bewertet werden, um wirklich relevante Aussagen zu Stressoren, Stress und Belastung oder Ansatzpunkte für diesbezügliche Maßnahmen finden zu können.

Eine Möglichkeit, Workshops und Diskussionsrunden zu gestalten, bietet der Q-Sort-Ansatz (O'Reilly et al., 1991). Hier werden zunächst von allen Teilnehmern die wesentlichen Punkte zu einem Thema mit einer Kartenabfrage gesammelt. Falls mehrere Teilnehmer ähnliche Ergebnisse berichten, so werden diese zu einem Punkt zusammengefasst. Anschließend werden alle Punkte auf Karten an alle Teilnehmer verteilt und die Teilnehmer werden gebeten, diese Karten entsprechend der Relevanz zu sortieren (▶ **Abb. 4.1**). Die Sortierung kann, wie in der Abbildung gezeigt, entweder entlang eines vorgegebenen Schemas oder frei geschehen. In unserer Abbildung ist eine annähernde Normalverteilung vorgegeben. Es könnten aber, um besonders wichtige Faktoren von anderen zu trennen, auch z. B. sackförmige Verteilungen vorgegeben werden, bei denen nur wenige Faktoren oben im Sack als wichtig bewertet werden, und viele im Bauch des Sacks verschwinden. Die Ergebnisse verschiedener Teilnehmer können nun verglichen (statistisch oder per Augenschein) und die wichtigsten Punkte können extrahiert werden.

4.3.2 Ziele setzen

Ziele unterscheiden sich von Ideen oder Wünschen, da sie eine andere Gedankenstruktur aufweisen: Während Ideen häufig abstrakt sind und verschiedene Themen vermischen, sollten Ziele konkret und inhaltlich nicht überfrachtet sein. Es ist zudem wichtig, dass der Zielinhalt klar erkennbar ist, dass dieser in einen größeren Zusammenhang eingebettet ist, und dass wir selbst davon ausgehen, dass wir dieses Ziel mit unseren Fähigkeiten auch erreichen können (Latham/Locke, 1991; Locke et al., 1984).

Zunächst müssen wir nun unsere Wünsche und Ideen in Ziele überführen. Dazu ist es wichtig, möglichst viele Ziele zu formulieren, die bestimmten Ansprüchen genügen: Erstens sollten Ziele spezifisch sein, das heißt, sie sollten einfach strukturiert sein und nicht mehrere Ziele vermischen (nicht: »Arbeit und Familie unter einen Hut bekommen«, sondern: »Mehr Zeit mit der Familie verbringen«). Zweitens sollten

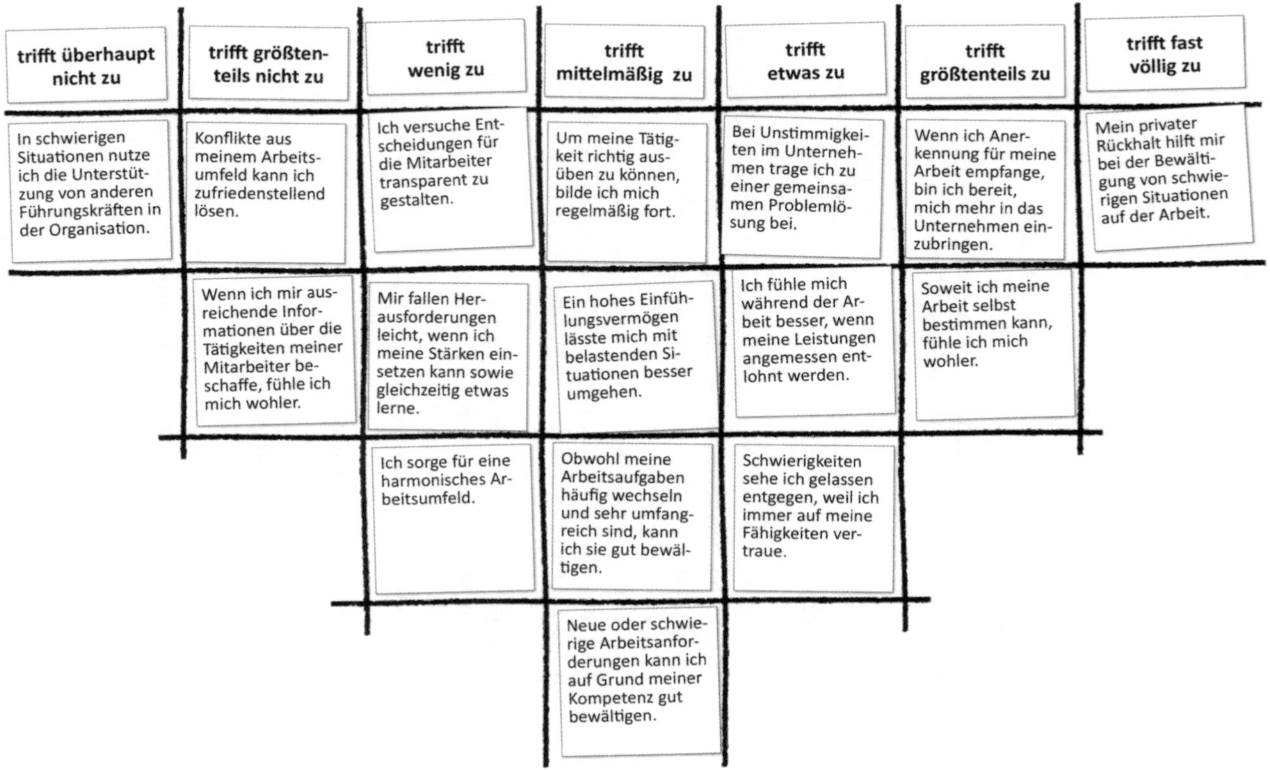

trifft überhaupt nicht zu	trifft größtenteils nicht zu	trifft wenig zu	trifft mittelmäßig zu	trifft etwas zu	trifft größtenteils zu	trifft fast völlig zu
In schwierigen Situationen nutze ich die Unterstützung von anderen Führungskräften in der Organisation.	Konflikte aus meinem Arbeitsumfeld kann ich zufriedenstellend lösen.	Ich versuche Entscheidungen für die Mitarbeiter transparent zu gestalten.	Um meine Tätigkeit richtig ausüben zu können, bilde ich mich regelmäßig fort.	Bei Unstimmigkeiten im Unternehmen trage ich zu einer gemeinsamen Problemlösung bei.	Wenn ich Anerkennung für meine Arbeit empfange, bin ich bereit, mich mehr in das Unternehmen einzubringen.	Mein privater Rückhalt hilft mir bei der Bewältigung von schwierigen Situationen auf der Arbeit.
	Wenn ich mir ausreichende Informationen über die Tätigkeiten meiner Mitarbeiter beschaffe, fühle ich mich wohler.	Mir fallen Herausforderungen leicht, wenn ich meine Stärken einsetzen kann sowie gleichzeitig etwas lerne.	Ein hohes Einfühlungsvermögen lässte mich mit belastenden Situationen besser umgehen.	Ich fühle mich während der Arbeit besser, wenn meine Leistungen angemessen entlohnt werden.	Soweit ich meine Arbeit selbst bestimmen kann, fühle ich mich wohler.	
		Ich sorge für eine harmonisches Arbeitsumfeld.	Obwohl meine Arbeitsaufgaben häufig wechseln und sehr umfangreich sind, kann ich sie gut bewältigen.	Schwierigkeiten sehe ich gelassen entgegen, weil ich immer auf meine Fähigkeiten vertraue.		
			Neue oder schwierige Arbeitsanforderungen kann ich auf Grund meiner Kompetenz gut bewältigen.			

Abb. 4.1: Q-Sort-Verfahren

113

Ziele klar sein, indem sie eine Handlungsrichtung vorgeben, deren Erreichen messbar gemacht werden kann (nicht: »mehr zu Hause sein«, sondern »sämtliches dreckiges Geschirr abspülen«). Drittens sollten die Ziele subjektiv attraktiv sein. Viertens sollten die Ziele erreichbar sein und sich daher nicht auf Dinge beziehen, die in der Vergangenheit stattgefunden anders hätten laufen sollen. Fünftens sollte ein Zeithorizont für die Ziele vorgegeben werden, der festlegt, bis wann diese erreicht werden sollen.

Dann müssen wir aus meist mehreren Zielen zur selben Zeit diejenigen auswählen, die verfolgt werden sollen. Diese Ziele existieren auf verschiedenen Ebenen einer Hierarchie – ein Ziel könnte es sein, heute Abend pünktlich nach Hause zu kommen und ein übergeordnetes Ziel könnte es sein, generell das eigene Zeit-Management zu verbessern. Die Ziele können sich auch ausschließen, wie zum Beispiel das Ziel, häufiger früher nach Hause zu kommen und das Ziel, einen besser bezahlten Job in einer anderen Stadt anzunehmen. Nicht zuletzt können Ziele schwerer und leichter erreichbar sein, was ebenfalls die Auswahl von Zielen beeinflussen kann. Es ist daher wichtig, dass wir verschiedene Ziele gegeneinander abwägen und dann Ziele aktiv auswählen, während wir andere Ziele zurückstellen.

Um erfolgreich Ziele auszuwählen, kann auf die folgenden Kriterien zurückgegriffen werden (Heckhausen/Kuhl, 1985):

- Gibt es im Moment die Möglichkeit, das Ziel zu erreichen, und gibt es hierfür ausreichend zeitliche, personelle und finanzielle Ressourcen?
- Ist das Ziel wichtig genug, um es anzugehen? Trägt die Verwirklichung des Ziels zum Erreichen unserer ursprünglichen Ideen und Wünsche bei?
- Ist es dringlich, das Ziel anzugehen – gibt es eine Deadline oder ist es gerade ein günstiger Zeitpunkt für die Verfolgung eines Zieles, der bald vorbei gehen wird?
- Trauen wir uns zu, unser Ziel in dem gegebenen Umfeld auch zu erreichen?

Ziele müssen allerdings nicht aus unseren eigenen Wünschen abgeleitet werden. Stattdessen können Ziele auch von außen an uns herangetragen werden (▶ Kap. 3.2). Gerade wenn Unternehmen versuchen, Ziele zu erreichen, ist es wichtig, dass sämtliche Mitarbeiter an der Erreichung der Ziele mitarbeiten. Man unterscheidet internale (d. h. von mir selbst entwickelte) von externalen (d. h. von außen an mich herangetragene) Ziele.

Exkurs: Intrinsisch und extrinsisch motivierte Ziele

Es ist wichtig, intrinsisch und extrinsisch motivierte Ziele zu unterscheiden, wenn es darum geht, Belohnungen für die Zielerreichung zu definieren. Personen, die intrinsisch motivierte Ziele verfolgen, sind meist durch das Ziel selbst motiviert und brauchen nicht viel Zusatzmotivation (z. B. in Form von Geld), um intensiv an der Zielerreichung zu arbeiten. Sie tun dies aus Eigeninteresse, Herausforderung oder aus Spaß an der Sache. Dagegen verfolgen Personen extrinsisch motivierte Ziele als Mittel zum Zweck, zum Beispiel um Geld zu verdienen, gute Noten zu erhalten oder Aufmerksamkeit auf sich zu ziehen.

Tatsächlich kann der Versuch, jemanden zusätzlich zu motivieren, etwas zu tun, bei intrinsisch motivierten Zielen sogar kontraproduktiv sein: Sehr deutlich wurde dieses Problem bei einem Experiment, dass Martin Lepper in einer Grundschulklasse durchführte (Lepper et al., 1973). Die Forscher gaben den Grundschulkindern Farbmalstifte, um damit zu spielen, und sie beobachteten, wie lange die Kinder dies taten. Drei Wochen später wurden die Kinder wieder besucht. Dieses Mal wurden die Kinder in kleinere Gruppen unterteilt. In manchen Gruppen wurden Preise verteilt, wenn die Kinder mit den Stiften spielten, und in anderen Gruppen nicht. Wiederum eine Woche später legten die Lehrer die Stifte einfach so in der Klasse aus. Dieses Mal gab es keine Belohnungen. Wieder wurde beobachtet, wie lange die Kinder mit den Stiften spielten. Es zeigte sich, dass die Kinder, die vorher einen Preis für Spielen mit den Stiften erhalten hatten, nun weniger mit den Stiften spielten – ihre intrinsische Motivation hatte sich reduziert, während die anderen Kinder keinen Unterschied zeigten.

Der Effekt kann interpretiert werden, dass Spiel durch die Belohnung zu Arbeit wird. Am Arbeitsplatz kann daher Belohnung besonders negativ sein, wenn Personen intrinsisch motiviert sind, zum Beispiel wenn es darum geht, kreativ zu sein (Amabile, 1996). Hier zeigt sich konsistent, dass die Motivation höher ist, wenn Personen interessiert an der Aufgabe sind und sich von der Aufgabe herausgefordert fühlen, als wenn sie sich unter Druck gesetzt fühlen, möglichst viel Geld zu bekommen, eine Pflicht zu erfüllen, Deadlines zu schaffen, Wettbewerbe zu gewinnen, oder andere zu beeindrucken.

Andererseits kann Lob oder eine Belohnung für eine besonders herausragende Leistung auch positiv auf intrinsische Motivation wirken, zum Beispiel wenn diese Belohnung erst nach erfolgreicher Arbeit an einer Sache ausgelobt wird (Brehm et al., 2005). Außerdem gibt es Unterschiede zwischen Personen – manche Personen lassen sich von Belohnungen besser motivieren als andere (Harackiewicz et al., 1997).

Wenn wir nun ein Ziel ausgewählt haben, an dem wir arbeiten wollen, können wir zum nächsten Schritt übergehen, der Informationssuche und Bewertung.

4.3.3 Informationen zur Zielerreichung suchen und bewerten

Während bisher nur eine oder wenige Personen an der Entwicklung des Zieles beteiligt waren, geht es im zweiten Schritt darum, eine breitere personelle Basis für das Ziel zu finden. Daher müssen nun Informationen gesucht werden. Zum einen können Personen aus dem Unternehmen wichtige Informanten in dieser Phase sein: Gibt es Kollegen, die bisher nicht beteiligt waren und die das Ziel unterstützen? Gibt es Gegner im Unternehmen? Haben andere das Ziel auch schon verfolgt und waren erfolgreich bzw. sind gescheitert? Diese Fragen sind einige derjenigen Fragen, die in dieser Phase beantwortet werden sollten.

Zum anderen muss in dieser Phase nach weiteren Informationen gesucht werden – insbesondere geht es auch darum, schwierig zu beschaffende Informationen zu finden und zu bewerten. Häufig wird in Unternehmen versucht, Probleme zu lösen, indem man auf die vorhandenen Informationen, auf Intuition und gesunden Menschenverstand vertraut. So kann man die aufwändige Suche nach zusätzlicher Information überspringen. Jedoch zeigt sich, dass Menschen, selbst Experten, im Allgemeinen ihr eigenes Wissen überschätzen (Heath et al., 1998). In einer Studie wurden erfahrene Bauingenieure gefragt, wie hoch ein Turm, der auf einem vorgegebenen Fundament stehen kann, maximal sein könnte, ohne umzufallen. Die Ingenieure mussten dabei nicht eine bestimmte Höhe nennen, sondern einen Bereich, in dem die korrekte Lösung liegen würde. Es zeigte sich, dass kein Ingenieur einen Bereich nannte, in dem die korrekte Höhe lag. Dieses Ergebnis ist erstaunlich. Die Ingenieure waren sich in dem Experiment ihrer Antwort zu sicher (eng. »overconfidence effect«), so dass sie keinen Zweifel an der Richtigkeit ihrer Antwort hatten – auch Experten liegen also häufig oft falsch, zweifeln aber seltener an der Richtigkeit ihrer Antworten (Griffin/Tversky, 1992; Kahneman, 2012).

Doch warum fallen Gebäude trotzdem so selten in sich zusammen, wenn Bauingenieure so schlecht im Vorhersagen der Belastungsgrenzen für Fundamente von Bauwerken sind? Es gibt bei sicherheitsrelevanten Fragestellungen meist eine Art »Sicherheitsfaktor«, der in Berechnungen einbezogen wird. So werden Fundamente belastbarer gebaut, als die Berechnungen es vorgeben. Eine ausgiebige Suche nach zusätzlichen Informationen ist vergleichbar mit so einem »Sicherheitsfaktor«, den Unternehmen in ihre Entscheidungsfindung einbauen sollten. So können systematische Fehler in vorhandenen Informationen, Intuition und gesundem Menschenverstand behoben werden (Heath et al., 1998). In der Phase der Informationssuche ist es insgesamt insbesondere wichtig, nach solchen Informationen zu suchen, da sie aufzeigen, an welchen Stellen Barrieren existieren, die für ein erfolgreiches Projekt noch überwunden werden müssen.

Exkurs: Systematische Fehlerquellen bei Entscheidungen

Es gibt einige weitere wichtige systematische Fehlerquellen bei Entscheidungen. In Gesellschaft, Wissenschaft und Wirtschaft gibt es viele Beispiele für den sogenannten Positiv-Bias, d. h. es sind generell mehr Informationen zu erfolgreichen Handlungen verfügbar als zu Fehlschlägen – wer brüstet sich schon gerne mit Misserfolgen? Selbst häufig zitierte Beispiele von nicht zu entmutigenden Erfindern wie Thomas Edison, der 100 Wege entdeckte, wie eine Glühbirne *nicht* funktioniert, bevor er einen Weg fand, wie sie funktionierte, beinhalten einen solchen Positiv-Bias, da auch sie im Endeffekt einen Erfolg beschreiben. Genaue Zahlen zu Projekten, die ihr Ziel nicht oder nicht vollständig erreichten, fehlen so in der Regel auch in Unternehmensberichten.

Das Unternehmen The Standish Group (http://www.standishgroup.com/about/) publiziert jährlich einen Bericht zum Erfolg von Projekten in Unternehmen der Informationstechnologie. Nur 37 % der Projekte werden laut dieser

Zählung als Erfolg verbucht. Weitere 42 % der Projekte hatten Probleme, zum Beispiel solche, rechtzeitig fertig zu werden oder mit den vorgegebenen Mitteln zurechtzukommen. Immerhin 21 % der Projekte schlugen komplett fehl, wurden abgebrochen oder ihre Ergebnisse wurden nie benutzt.

Zudem beeinflussen unsere Emotionen, wie wir Informationen verarbeiten (Yiend, 2010). Dabei kann es dazu kommen, dass wir, wenn wir in einer guten Stimmung sind, negative Informationen vernachlässigen. Andersherum sollte eine Entscheidung für oder gegen ein Projekt nicht nur auf Informationen basieren, die wir in einer schlechten Stimmung gefunden haben. Auch diese könnten verzerrt sein. Im Zweifelsfall kann es sich lohnen, die Informationssuche auf verschiedene Tage zu verteilen, oder verschiedene Personen mit der Informationssuche zu betrauen. Es kann auch hilfreich sein, die Informationssuche auf zwei Personen zu verteilen, mit der Anweisung an die eine Person, nur positive, das Projekt unterstützende Informationen zu sammeln, während eine andere Person nur Informationen sammelt, die gegen das Projekt sprechen (advocatus Diaboli). Tabelle 4.1 listet einige klassische systematische Fehlerquellen bei Entscheidungen auf.

Tab. 4.1: Systematische Fehlerquellen bei Entscheidungen

Effekt	Auswirkung
Verzerrungen aufgrund begrenzter Rationalität	
Besitzeffekt und Verlustaversion	Wenn wir einen Gegenstand verkaufen, verlangen wir viel mehr dafür, als wir bereit wären zu zahlen, wenn wir denselben Gegenstand erwerben würden. Ebenso sind wir ungern bereit, etwas Altbekanntes herzugeben, zum Beispiel ein Büro mit einer bestimmten Quadratmeterzahl, auch wenn wir dieses nicht benötigen. Dabei ist es irrelevant, ob wir ursprünglich gerne ein großes oder kleines Büro haben wollen.
Planungs-Fehlschluss	Wir unterschätzen die Zeit, die es braucht, um ein Projekt durchzuführen. Siehe die Beispiele in Abschnitt »Die Zielerreichung planen«.
Illusion von Kontrolle	Wir überschätzen unsere Fähigkeiten, eine Situation zu kontrollieren. Intuitiv ist klar, dass uns unsere Fähigkeiten erlauben, Situationen zu kontrollieren und deshalb ein bestimmtes Ergebnis zu erzielen, während in anderen Situationen ein bestimmtes positives Ergebnis lediglich aufgrund von Glück zustande kommt. Wir überschätzen jedoch unsere Fähigkeiten hier systematisch. Insbesondere wird dies deutlich, wenn wir Situationen analysieren, in denen fast ein Fehler passiert ist. Viele Beteiligte gehen davon aus, dass ihre Fähigkeiten den Fehler verhindert haben und verhindern so die Implementierung von Mechanismen, die den Fehler wirklich zuverlässig verhindern.

Tab. 4.1: Systematische Fehlerquellen bei Entscheidungen – Fortsetzung

Effekt	Auswirkung
Übertriebene Zuversicht und Vernachlässigung von Basisraten	Die subjektive Gewissheit über die Richtigkeit unserer Vorhersagen ist viel höher als die tatsächliche Erfolgsquote. Dies trifft auch zu, wenn wir die Basisrate bestimmter Vorkommnisse kennen, also die Häufigkeit, mit der ein Vorkommnis überhaupt vorkommt (▶ Kap. 4.3.3).
Verzerrungen aufgrund falscher Zuschreibungen	
Fundamentaler Zuschreibungsfehler	Die Tendenz, personenbezogene Erklärungen für bestimmte Vorkommnisse oder Verhaltensweisen überzubewerten, während situative Einflüsse unterbewertet werden. So werden psychische Schwierigkeiten häufig durch die Persönlichkeit eines Menschen erklärt, obwohl auch die Situation, wie z. B. das Arbeitsumfeld, einen Einfluss haben kann.
Selbst-Bestätigung	Die Tendenz, sich eher für Erfolge zuständig zu fühlen als für Niederlagen. Menschen können so ihr Selbstwertgefühl gegen Bedrohungen, zum Beispiel eigene Fehler, verteidigen. In Unternehmen kann zum Beispiel die psychologische Sicherheit erhöht werden, um die Bedrohung des Selbstwertgefühls nach Fehlern zu verringern (▶ Kap. 2.6).
Motivationale Verzerrungen	
Rechtfertigung des Status Quo	Die Tendenz, den Status Quo zu stützen und Alternativen zu verunglimpfen. Gruppen nehmen zur Verteidigung des Status Quo Kosten in Kauf und entwickeln Initiative. Im Unternehmen muss daher bei Veränderungen zwischen sinnvollen Einwänden gegen eine Veränderung und nicht-sinnvollen Einwänden unterschieden werden. Diskussion und Einbeziehung von Mitarbeitern in Veränderungen können Spannungen verringern.
Entscheidungs-Unterstützungs-Fehler	Wenn wir im Nachhinein über eine Entscheidung nachdenken, dann erscheint diese uns auf mehr und auf besseren Informationen zu beruhen, als es tatsächlich der Fall war.
Illusion von Wahrheit	Je öfter man etwas wiederholt, desto wahrer wird es. Wir halten Aussagen eher für wahr, wenn wir diese schon einmal gehört haben.
Stimmungs-kongruentes Gedächtnis	Wir erinnern uns besser an Informationen, die zu unserer momentanen Stimmung passen.

Tab. 4.1: Systematische Fehlerquellen bei Entscheidungen – Fortsetzung

Effekt	Auswirkung
Verzerrungen aufgrund kognitiver Abkürzungen	
Verfügbarkeits-Heuristik	»Wenn ich es mir merken kann, dann muss es wichtig sein«. Die Tendenz, die Wahrscheinlichkeit von Vorkommnissen zu überschätzen, wenn diese im eigenen Gedächtnis leicht verfügbar sind. Zum Beispiel kann eine Verfügbarkeit erhöht sein, wenn Vorkommnisse erst kürzlich vorgekommen sind, wenn sie selten vorkommen und daher gut erinnert werden können, oder wenn sie emotional anregend sind.
Rückschau-Fehler	Der Fehler, vergangene Ereignisse, die damals überraschend passierten, als zum damaligen Zeitpunkt vorhersehbar zu sehen. Häufig wird zum Beispiel eine depressive Erkrankung, wie zum Beispiel bei Christopher in unserem einleitenden Fallbeispiel, im Nachhinein als vorhersehbar angesehen nach der Art »So viel und so intensiv wie diese Person immer gearbeitet hat, das konnte auf Dauer ja nicht gut gehen.«
Bestätigungs-Neigung und selektive Aufmerksamkeit	Die Tendenz, Informationen und Ereignisse so zu deuten, dass sie die eigenen Theorien unterstützen. Insbesondere können Informationen und Ereignisse, die nicht zu eigenen subjektiven Theorien passen, ausgeblendet werden, so dass diese gar nicht wahrgenommen werden. Zum Beispiel könnte ein Unternehmensleiter so einen hohen Krankheitsstand im Unternehmen durch wiederkehrende Grippewellen erklären.
Neigung, nur überlebende Informationen in Analysen einzubeziehen	Die Tendenz, Dinge in eine Entscheidung mit einzubeziehen, die im Moment der Entscheidung vorhanden sind, während Dinge, die vorher ausselektiert wurden, nicht mit einbezogen werden. So sollten in eine objektive Bewertung der Stressoren an einem Arbeitsplatz nach Möglichkeit nicht nur Mitarbeiter einbezogen werden, die schon lange an diesen Arbeitsplätzen arbeiten, sondern eventuell auch diejenigen, die diesen Arbeitsplatz wieder verlassen haben.

Anmerkung: Neben den hier aufgeführten Verzerrungen werden in der Literatur zahlreiche weitere Verzerrungen beschrieben. Daneben gehen kritische Stimmen davon aus, dass die kognitiven Verzerrungen durch bestimmte, experimentelle Aufgabenstellungen hervorgerufen oder verstärkt wurden (Gigerenzer, 1991), und dass insbesondere falsche Zuschreibungen von Ereignissen abhängig von den kulturellen Normen einer Gesellschaft sein können (Norenzayan/Nisbett, 2000). Überdies könnte tatsächlich ein nur begrenzt rationales Vorgehen und die Verwendung von kognitiven Abkürzungen in realen Situationen mit komplexen Einflussfaktoren zu besseren und schnelleren Entscheidungen führen als rationale Entscheidungen (Gigerenzer, 1991; Gigerenzer et al., 1999).

4.3.4 Die Zielerreichung planen

Wie unterscheiden sich gute von schlechten Kellnern? Kellner mögen wir, wenn diese schnell sind, unsere Zeichen sehen und deuten – zum Beispiel wenn wir bezahlen wollen oder noch ein Getränk bestellen, und dabei ruhig und gelassen wirken. Gute Kellner scheinen viel Zeit zu haben, während weniger gute Kellner gestresst erscheinen. Dabei verrichten ja beide dieselbe Arbeit. Hier spielt im Wesentlichen Planung eine Rolle. Gute Kellner sehen mehr und laufen weniger als nicht so gute Kellner, und haben deshalb mehr Zeit, ihre Tätigkeiten zu planen (für Beispiele siehe Ericsson/Ward, 2007; Hacker, 2005). Um ein Ziel erfolgreich zu erreichen, müssen wir also unseren Weg zum Ziel planen. Hierbei geht es nicht um einen sorgfältig niedergeschriebenen Plan im Sinne eines Businessplans. Vielmehr müssen Sie überlegen, welche Schritte unternommen werden müssen, um Ihr Ziel zu erreichen. Welche zusätzlichen personellen und finanziellen Ressourcen sind zur Zielerreichung nötig? Indem wir planen, machen wir uns auf den Weg zur Zielerreichung, denn Pläne stellen die Brücke zwischen Gedanke und Handlungen dar (Heckhausen et al., 1987). Wenn man Ziele in einen Plan gießt, überschreitet man einen Rubikon und setzt Ziele in die Tat um. Der Rubikon ist ein Fluss in Norditalien. Die sprichwörtliche Überschreitung des Rubikon, wenn man einen Plan in die Tat umsetzt, geht auf Julius Caesar zurück. Dieser löste als Feldherr durch die Überschreitung des Rubikon einen Krieg aus, an dessen Ende er selbst Alleinherrscher von Rom wurde.

Planung ist essenziell für einen späteren Erfolg. Häufig scheitert die Zielerreichung daran, dass auf dem Weg zum Ziel Barrieren auftauchen, die wir vorher nicht bedacht hatten, und die den Weg zum Ziel unmöglich oder sehr schwer zu erreichen machen (Frese/Zapf, 1994). Solche Punkte gelten bei Projekten als kritisch. Häufig sind es solche Punkte, an denen Projekten »aus dem Ruder laufen«. Dies liegt daran, dass Ziele, wie oben beschrieben, motivierend wirken. Wenn wir uns nun einmal ein Ziel gesetzt haben, finden wir es andersherum demotivierend, wenn wir dieses nicht erreichen. Neben der persönlichen Demotivation spielt auch eine Rolle, dass wir häufig schon viel Zeit und häufig auch Geld auf die Zielerreichung verwendet haben. Diese Ressourcen scheinen uns im Falle der Nichterreichung verloren. Und nicht zuletzt spielt Reputation eine Rolle. Wenn wir schon anderen von unseren Zielen erzählt haben, werden diese Personen nachfragen, wie es um die Zielerreichung steht. Solchen Momenten gehen wir gerne aus dem Weg, wenn wir ein Ziel verfehlt haben. Was tun wir also stattdessen? Wir arbeiten härter, um unser Ziel doch noch zu erreichen. Wir fühlen uns eventuell dabei gestresst und wir investieren große Summen, um doch noch zum Ziel zu kommen. Um gar nicht erst in solche Situationen zu geraten, müssen wir vorher planen. Die Planung sollte davon ausgehen, dass wir aktiv unsere Ziele verfolgen, und daher auch die Schritte zur Zielerreichung aktiv angehen. Wir sprechen potentielle Partner an und warten nicht darauf, dass potentielle Partner des Wegs kommen. Hierbei haben wir einen Langzeitfokus, d. h. wir suchen jetzt schon nach den Dingen, die wir erst in der Zukunft benötigen, um einen reibungslosen Ablauf zu garantieren. Und, vielleicht am wichtigsten: Wir überlegen uns Szenarien, in denen unsere Zielerreichung scheitert. Solche negativen Szenarien können wir auf zwei Arten nutzen: Einerseits können wir Wege zum Umrunden der Hindernisse finden, bevor wir diesen Hindernissen gegenüber stehen, während das Projekt startet. Andererseits können wir Abbruchkriterien definieren: Wann ist die Zielerreichung unmöglich geworden und wir sollten von dem Projekt Abstand halten? Es gibt das Sprichwort, man solle schlechtem Geld nicht gutes Geld hinterherwerfen. Wenn klare Abbruchkriterien vorliegen, dann können wir dieses Sprichwort beherzigen und rechtzeitig aus Projekten aussteigen.

Nimmt man die herausragende Rolle der Planung in Unternehmen ernst, ist es notwendig, Zeitbudgets für Planung zur Verfügung zu stellen. Häufig werden in Unternehmen Handlungen belohnt, also die Anzahl der geführten Gespräche mit Kunden im Bankbetrieb oder die Anzahl der fertiggestellten Publikationen im Universitätsbetrieb. Eine solche Fokussierung auf quantifizierbare vermeidliche Erfolgskriterien für Arbeit stellen jedoch häufig Fehlanreize für die tatsächliche Qualität von Arbeit. Nimmt man die wichtige Bedeutung der Planung in Unternehmen ernst, so wird es auch verständlich, dass nicht diejenigen Mitarbeiter in einem Unternehmen am produktivsten sind, die die größte Anzahl an Handlungen durchführen, sondern diejenigen, die ein ausgewogenes Verhältnis von Planung und Handlung finden (Hacker, 2005). Darüber hinaus zeigt sich bei der Planung von Handlungen auch der größte Unterschied zwischen Experten und Novizen in einem Gebiet. Experten (mit mehr als 10.000 Stunden Erfahrung in einem Gebiet, vgl. (Ericsson, 2007) können Aufgaben besser planen und optimieren die Zeit, die sie zum Planen benötigen. Wenn wir sorgfältig geplant haben, wie wir eine Idee in die Realität umsetzen können, müssen wir uns abschließend entscheiden, ob wir die Handlung schlussendlich durchführen wollen oder nicht. Wir können nun den Aufwand, der mit der Umsetzung der Idee verbunden ist, besser einschätzen, und können somit abschätzen, ob es sich lohnt, weiter aktiv zu werden.

4.3.5 Überprüfung der Effektivität von Planung und Problemlösung während der Implementierung

Pläne können selten 1:1 umgesetzt werden. Manchmal liegt es daran, dass die Umwelt sich in der Zeit zwischen Planung und Umsetzung ändert und somit Anpassungen nötig werden. Meistens liegt es jedoch daran, dass unser Plan an manchen Stellen ungenau war oder wichtige Schritte vergessen wurden. Eine Regel aus der Software-Programmierung besagt daher: »Ein Projekt dauert immer doppelt so lange wie man dachte, dass es dauern würde – auch wenn man diese Regel kennt« (Josephs/Hahn, 1995) Diese Weisheit – der Planungs-Trugschluss – gilt trotz einer vermeintlich hohen Reife, mit der ein Projekt geplant wurde und gilt für Planungs-Experten wie für Novizen (Josephs/Hahn, 1995). Der Planungs-Fehlschluss besteht nicht nur aus einer unrealistisch optimistischen geplanten Zeitdauer zu Beginn eines Projekts, sondern dieser Optimismus bleibt während einem Projekt bestehen. Der Planungs-Trugschluss hängt also mit der großen Anzahl an Heuristiken zusammen, die bei der Planung vor Projektbeginn verwand wurden, um Arbeitsschritte zeitlich und preislich zu budgetieren, und an der großen Zahl an kognitiven Verzerrungen, die während der Projektdurchführung unser Denken bestimmen (Kahneman et al., 1982).

Es gibt zahlreiche Methoden der Projektplanung, mit denen versucht wird, einen Teil der oben beschriebenen Probleme zu lösen (▶ Tab. 4.2). Insbesondere die Planung von arbeitsteilig parallel stattfindenden Prozessen stellt eine Schwierigkeit dar. Hier gibt es Projektmanagement-Software-Lösungen, die in den meisten Unternehmen eingesetzt werden. Insbesondere zwingen solche Techniken dazu, detailliert die Schritte in einem Projekt zu planen, und den einzelnen Schritten Zeiten zuzuweisen. Hier fallen auch am ehesten Flaschenhälse im Projekt auf, also Punkte, an denen Verzögerungen auftreten können. Mit modernen Managementmethoden versuchen Unternehmen, solche Flaschenhälse im gesamten Unternehmen zu identifizieren und zu beseitigen (Shah et al., 2008; Shah/Ward, 2003). Es folgen einige wichtige Strategien für erfolgreiche Planung nach Buehler (2014):

Tab. 4.2: Strategien für effektive Planung nach Buehler (2014)

Strategie	Idee	Problem/Fallstrick
Statistische Prognose anhand von Erfahrungen in vergangenen Projekten	Ähnliche Projekte werden gesucht und relevante Parameter werden anhand der Erfahrungen aus diesen Projekten festgelegt.	Es müssen ähnliche Projekte vorhanden sein
Verwendung alternativer Szenarios	Zu einem Projekt werden verschiedene Szenarios der Umsetzung entwickelt. Das Projekt wird dann in den verschiedenen Szenarios virtuell durchgeführt. Das negativste Ergebnis wird für die weitere Projektplanung verwendet.	Es wird trotzdem meist das positivste Ergebnis im negativsten Szenario gefunden.
Zerlegung des Plans in Einzelschritte	Gesamtprojektpläne sind meist zu einfach gestrickt. Zerlegt man sie in ihre Einzelteile, dann werden bisher »verborgene« notwendige Arbeiten sichtbar und können in die Gesamtprojektpläne aufgenommen werden.	Der Fokus auf zentrale, offensichtlich wichtige Aspekte des Plans muss überwunden werden. Pläne scheitern häufig aufgrund von Aufgaben, die nicht erkannt wurden. Diese zu erkennen entscheidet bei dieser Strategie über Erfolg oder Misserfolg.
Keine Belohnung für schnelle Projektarbeit	Manche Belohnungen motivieren Mitarbeiter, Projekte schnell abzuarbeiten, zum Beispiel, wenn Boni immer am Projektende ausgeschüttet werden. Solche Boni führen dazu, dass unrealistische Enddaten angegeben werden, in der Hoffnung, zu diesem Zeitpunkt auch den Bonus zu erhalten.	Belohnungen erhöhen die Motivation. Keine Belohnung ist daher keine gute Lösung. Es müssen stattdessen alternative Belohnungssysteme gefunden werden.

Tab. 4.2: Strategien für effektive Planung nach Buehler (2014) – Fortsetzung

Strategie	Idee	Problem/Fallstrick
Einbeziehung neutraler Beobachter in den Planungsprozess	Personen, die nicht am Projekt beteiligt sind, schätzen die Projektparameter auf Basis der Pläne. Neutrale Personen schätzen die Zeit, die eine Person für eine Aufgabe benötigt, nicht besser ein, sie sind aber realistischer bezüglich der Zeit, die zwischen diesen »aktiven« Zeiten vergeht.	Man benötigt einen neutralen Beobachter. Alternativ kann eine Person sich auch in die Rolle eines neutralen Beobachters versetzen, oder – in Anlehnung an den Advocatus Diaboli– zu allen Plänen Möglichkeiten aufzeigen, wie der Plan schief geht.

Zusätzlich müssen wir entscheiden, wie schnell wir einen Plan umsetzen. Bei den meisten Tätigkeiten besteht ein Zusammenhang zwischen der Geschwindigkeit und der Genauigkeit, mit der wir handeln. Anspruchsvolle Handlungen benötigen mehr Zeit als simple Handlungen. Wenn wir uns für eine eher schnelle, aber grobe Umsetzung entscheiden, können wir dies möglicherweise noch kompensieren, indem wir mehr Zeit für die nachträgliche Überprüfung der Handlungen aufwenden. Wenn jedoch sowohl die Art der Umsetzung grob ist, und wenig Zeit zur Überprüfung zur Verfügung steht, so ist zu erwarten, dass sich die Fehlerrate in diesem Projekt erhöht. Dieses erhöhte Fehlerrisiko sollte entsprechend in die Umsetzungsphase eingeplant werden – zum Beispiel in Form eines Zeitpuffers am Projektende.

Zusammenfassend erscheint es für die erfolgreiche Umsetzung eines Projekts notwendig, bei der Umsetzung eines Plans eine gewisse Entschlossenheit an den Tag zu legen – immerhin hat man sich aufgrund wichtiger Gründe für das Projekt entschieden, aber auch eine gewisse Flexibilität in der Handhabung der Pläne – kognitive Prozesse und die Unsicherheit bei Planung in die Zukunft machen es in der Regel unmöglich, einen Plan 1:1 umzusetzen (Tatikonda/Rosenthal, 2000).

4.3.6 Langfristige Ergebnissicherung und Bewertung

Das Projekt ist fertig – das Ergebnis liegt auf dem Tisch. Was nun? Wenn ein Projekt abgeschlossen wurde, freuen wir uns meist über das Erreichte – und vergessen sehr schnell, was auf dem Weg alles vorgefallen ist. Langfristig sollten aber zwei Dinge aus einem Projekt hervorgehen: Ein spezifisches Projekt-Ergebnis und das abstrakte Wissen über das Zustandebringen des Projektergebnisses, d. h. über den Prozess. Das spezifische Projekt-Ergebnis ist wichtig, da es das Ziel des Projekts war und für die Organisation einen Nutzen bietet. Ein neues Produkt kann zum Beispiel verkauft werden, ein besonderer Prozess kann eingesetzt werden oder das Marketing für bestehende Produkte wurde modernisiert. Aber warum ist das abstrakte

Wissen notwendig? Organisationen müssen aus ihren Handlungen lernen, um langfristig erfolgreich zu sein. Nur durch Lernen können sich Organisationen an eine wandelnde Umwelt anpassen (Argyris, 2009). Die Fähigkeit, als Organisation zu lernen und anpassungsfähig zu bleiben, wird auch als dynamische Fähigkeit einer Organisation bezeichnet (Teece et al., 1997). Langfristig ist es daher für eine Organisation unerlässlich festzuhalten, wie ein Projekt durchgeführt wurde, welche Hindernisse auftraten, und wie diese Hindernisse überwunden werden konnten. Das Problem ist, dass Organisationen an sich nicht lernen können. Organisationen können sich nichts merken und im richtigen Moment in eine Diskussion einbringen. Lernen im Sinne von dem Erwerb von Wissen können nur die Personen in den Organisationen, d. h. die Mitarbeiter, sie sind die wichtigsten Wissensträger (Argote, 2011). Zu einem gewissen Grad kann sich das Wissen einer Organisation auch in der Unternehmenskultur und in Prozessen niederschlagen (Argote, 1993). Personen können nun auf zwei Arten neues Wissen erwerben: Einerseits können sie selbst etwas ausprobieren, und andererseits können sie von anderen etwas mitgeteilt bekommen. Der Wissenserwerb durch Ausprobieren und Irrtum (»Trial-and-Error-Prinzip«) ist sicherlich die intensivste Form des Wissenserwerbs (Keith/Frese, 2008), jedoch auch sehr aufwändig.

Unternehmen sollten daher Mechanismen des Austauschs zwischen Personen über abstraktes Wissen ermöglichen (Grant, 1996). Verschiedene Möglichkeiten bestehen, zum Beispiel kann in ein Projekt eine Person als Prozess-Experte teilnehmen, die bereits an vielen Projekten im Unternehmen teilgenommen hat. Ebenso ist es möglich, informelle Formen des Austauschs zu schaffen, zum Beispiel über ein System, bei dem kleine Gruppen für ein gemeinsames Mittagessen aus verschiedenen Abteilungen und mit verschiedenem Hintergrund zusammengelost werden.

4.4 Der Gesamtzyklus von Problemidentifizierung, Intervention und Beibehaltung von Veränderung im Gesundheitsbereich in Unternehmen

Im vorangegangenen Kapitel haben wir einen allgemeinen Prozess beschrieben, nach dem Neuerungen in Unternehmen eingeführt werden können. Dieser Prozess ist nicht auf den Gesundheitsbereich beschränkt – hier lässt er sich prototypisch anwenden –, sondern lässt sich auf verschiedene Prozesse in einem Unternehmen anpassen.

Wir gehen davon aus, dass die Anwendung des Prozesses den großen Vorteil hat, dass die Gefahr eines Fehlschlags reduziert wird: Es wird zunächst aus verschiedenen Zielen das relevanteste Ziel ausgewählt. Es ist mithin erstens garantiert, dass nicht verschiedene Dinge gleichzeitig angegangen werden und die Organisation durch viele parallele Abläufe überfordert wird. Außerdem kann entlang dieses einen Ziels auch die Veränderung evaluiert und eventuell rückgängig gemacht werden – es reduziert sich die Gefahr, dass unwirksame und wirksame Veränderungen parallel bestehen bleiben. In einem zweiten Schritt wird Information zu dem Ziel gesammelt, und zwar diverse Information. Dadurch reduziert sich die Gefahr, dass dieselben Gedanken an verschiedenen Stellen in einer Organisation immer wieder angegangen werden, aber ohne Erfolg. Im dritten Schritt wird die Zielerreichung geplant. Dadurch reduziert sich die Gefahr der Nichterreichung des Ziels aufgrund von Barrieren. Zuletzt wird die Zielerreichung praktisch angegangen, die Zielerreichung wird evaluiert und Erfahrungen werden in der Organisation verbreitet. Dadurch reduziert sich die Gefahr, dass grundsätzliche Probleme bei der Verwirklichung von Projekten in einer Organisation unerkannt bleiben.

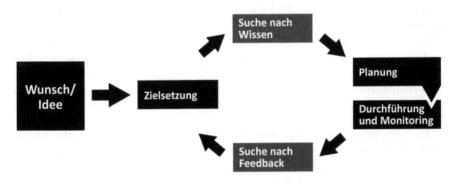

Abb. 4.2: Der Gesamtzyklus evidenzbasierten Managements

4.5   Zu viel des Guten?

Können Unternehmen auch daran scheitern, dass sie »zu viel des Guten tun«? Dieses und ähnliche Sprichworte werden weltweit verwendet (Pierce/Aguinis, 2013). Es gibt zudem Beispiele von Unternehmen, die zu schnell wachsen und danach an diesem schnellen Wachstum scheitern. Dementsprechend könnte es in Unternehmen auch zu viele Anstrengungen zur Reduktion von Stressoren, Stress und Belastungen geben. Dieser Frage sind Wissenschaftler auf verschiedene Art und Weise nachgegangen. Wir stellen ein Beispiel aus der Führungskräfteebene und zwei Beispiele aus der Mitarbeiterebene vor.

Wir haben bereits argumentiert, dass Führungsverhalten wesentlich für psychische Gesundheit am Arbeitsplatz ist. Führungskräfte müssen ihre Führungsrolle ausfüllen, indem sie spezifische Arbeitsaufgaben auf ihre Mitarbeiter verteilen und deren Bearbeitung überwachen. Zusätzlich sollten Führungskräfte ein Gefühl für die Bedürfnisse der Mitarbeiter entwickeln (Pierce/Aguinis, 2013; ▶ Kap. 3.6.2). Beide Verhaltensweisen, Delegation von Aufgaben und Erkennen von Bedürfnissen,

125

hängen positiv mit Ergebnissen für die Organisation zusammen, und Führungs-kräfte, die beide Verhaltensweisen zeigen, gelten als relativ durchsetzungsstark. Durchsetzungsstärke ist eine positive Eigenschaft von Führungskräften. Jedoch wird von Mitarbeitern sehr hohe Durchsetzungsstärke, genauso wie eine sehr niedrige, als Zeichen von Unsicherheit interpretiert. An solche »Wendepunkten« verkehrt sich die positive Durchsetzungsstärke einer Führungskraft ins Negative.

Als zweites Beispiel haben wir in vorangehenden Kapiteln argumentiert, dass mehr Autonomie und Verantwortung bei der Arbeit sowie eine bedeutungsvollere Arbeit die Motivation von Mitarbeitern erhöht (▶ Kap. 3.6.3). Dieser positive Effekt lässt sich aber nicht immer weiter steigern. Stattdessen erhöht sich ab einem be-stimmten Level der genannten positiven Faktoren der Arbeitsumwelt die wahr-genommene Erschöpfung durch die Arbeit (Xie/Johns, 1995). Ebenso zeigen so-zialpsychologische Studien, dass das Vorhandensein von Wahlmöglichkeiten zu positiver Stimmung und zu höherer Motivation führen. Es zeigt sich jedoch auch, dass der positive Effekt einen Höhepunkt bei circa 6–7 Wahlmöglichkeiten erreicht, und dann wieder sinkt (Iyengar/Lepper, 2000) – ein Effekt, den man aus dem Supermarkt kennt, wo eine kleine Anzahl an Wahlmöglichkeiten, zum Beispiel für Marmelade (Iyengar/Lepper, 2000), die Auswahlentscheidung erleichtert, aber bei größerer Auswahl die Übersicht verloren geht und die Auswahlentscheidung erschwert wird.

In einem dritten Beispiel reduzierte ein Unternehmen die Zeit, zu der Mitar-beiter an ihrem Arbeitsplatz physisch anwesend sein müssen, auf ein Minimum (Thompson/Ressler, 2013). Die Bezahlung im Unternehmen wurde statt über Zeitvorgaben der Anwesenheit auf das Erreichen von Ergebnissen umgestellt. Idee war, dass Mitarbeiter, wenn sie genau wissen, was sie zu tun haben und wann sie damit fertig sein müssen, am besten selbst bestimmen, wann sie die notwendige Arbeit machen. Dies soll Belastungen, die aus der Inflexibilität klassischer Büro-arbeit entstehen, verringern (▶ Kap. 3.3). So ist es zum Beispiel möglich, spontan Kinder zu betreuen, Einkäufe zu erledigen, etc., solange die Ziele erreicht werden. Es zeigt sich jedoch, dass solche Interventionen keinen Effekt auf die wahr-genommene Gesundheit haben und auch den wahrgenommenen Disstress und die wahrgenommene Belastung durch den Zeitaufwand für die Arbeit nicht redu-zieren (Moen et al., 2013). Auch in diesem Beispiel könnte zu viel des Guten nicht zu der gewünschten Verbesserung geführt haben.

Unternehmen können also in einzelnen Bereichen zu viel des Guten tun. Um nicht in diese Falle zu laufen, sollten Unternehmen verschiedene Ziele im Blick behalten und, wenn eine Intervention zu einem gewünschten Effekt geführt hat, eine neue Intervention in einem anderen Bereich planen.

4.6   Zusammenfassung Kapitel 4

In diesem Kapitel haben wir beschrieben, wie Maßnahmen zur Förderung der psychischen Gesundheit im Unternehmen angegangen werden können. Ein evidenzbasierter Ansatz hat viele Vorteile, da so versucht werden kann, die beste Lösung für ein klar umrissenes Problem zu finden. Ein evidenzbasiertes Vorgehen kann wie folgt realisiert werden: Zunächst sollte eine klare Beschreibung eines Problems im Vordergrund stehen. Empirische Erhebungsmethoden können verwendet werden, um Probleme zu definieren, zum Beispiel Fragebogenuntersuchungen zu psychischer Gesundheit und zu Faktoren, die diese beeinflussen, aber auch Interviews oder Gruppendiskussionen. Aus diesen Methoden können Ziele für Interventionen extrahiert werden. Zu diesen Zielen sollten dann Informationen gesucht werden, wobei darauf zu achten ist, auch negative Informationen zu sammeln, zum Beispiel nicht erfolgreiche Projekte, und wissenschaftliche Evidenz miteinzubeziehen. Anschließend kann auf Grundlage der Informationen geplant werden, wie das Ziel erreicht werden kann, und schließlich kann der Plan durchgeführt und aus der Umsetzung können Informationen als Feedback in die Organisation zurückgespielt werden. Allerdings darf auch im Bereich von Prävention und Gesundheitsförderung nicht zu viel des Guten getan werden. Es gibt Anzeichen, dass zum Beispiel ein mittleres Niveau an Autonomie bei der Arbeit die stärksten positiven Effekte auf die Zufriedenheit hat, während geringe und sehr hohe Autonomie eher negative Effekte haben können. Aus diesem Grund sollten Maßnahmen der Prävention und der Gesundheitsförderung immer mit Augenmaß eingesetzt werden.

5 Zusammenfassung und Ausblick

Um in einer globalisierten, kompetitiven Wirtschaftswelt erfolgreich zu sein, brauchen Unternehmen Mitarbeiter, die täglich das Beste von sich – ihre Fähigkeiten, ihre Persönlichkeit, ihre Motivation – in ihre Arbeit einbringen. Unternehmen haben dies erkannt und kämpfen in Zeiten des Fachkräftemangels um die besten Köpfe. Vielen Mitarbeitern fällt es jedoch zunehmend schwerer, diesen hohen Erwartungen gerecht zu werden, weil ihre Gesundheit leidet. Während Mitarbeiter in Zeiten relativer materieller Sicherheit vermehrt erwarten, durch ihre Arbeit Kompetenz, Autonomie und Zugehörigkeit zu erfahren, kann die moderne Arbeitswelt dies immer weniger leisten. Im Gegenteil, viele Arbeitsplätze heute zeichnen sich durch eine Vielzahl an Stressoren aus, die, wenn sie nicht durch Prävention reduziert oder eliminiert werden, zu Disstress und Belastung bei Mitarbeitern führen können. Langfristig kann diese Belastung zu negativen gesundheitlichen und sozialen Folgen für die betroffenen Mitarbeiter führen, worunter Unternehmen vor allem durch erhöhte Fehlzeiten und verringerte Produktivität massiv wirtschaftlich leiden.

Unternehmen sind diesen Problemen jedoch nicht hilflos ausgeliefert! Im Gegenteil, Unternehmen besitzen einen starken Hebel, um dieser Problematik zu begegnen. Arbeit hat im Leben vieler Menschen eine zentrale Rolle inne. Den Großteil unseres Lebens als Erwachsenen verbringen wir bei der Arbeit. Dies wird von Arbeitnehmern nicht unbedingt als negativ empfunden. Viele Menschen erleben ihre Arbeit vielmehr als Möglichkeit, ihr Selbst auszudrücken und Sinn zu erleben. Durch diese zentrale Rolle von Arbeit, sowohl zeitlich als auch psychologisch, nehmen Arbeitsbedingungen einen starken Einfluss auf die Gesundheit von Menschen. Diese Arbeitsbedingungen können so gestaltet werden, dass ihre potentiell gesundheitsgefährdenden Auswirkungen reduziert oder eliminiert werden (Prävention) und ihre gesundheitsförderlichen Ressourcen gestärkt werden (Gesundheitsförderung). Werden Maßnahmen aus Prävention und Gesundheitsförderung systematisch in Unternehmen eingeführt, kann so ein Betriebliches Gesundheitsmanagement entwickelt werden, das sowohl für Unternehmen als auch für Mitarbeiter Vorteile birgt.

In diesem Ratgeber für die Praxis wurden evidenzbasiert Strategien vorgestellt, wie Unternehmensumwelt und Arbeitsplätze gesundheitsbewusst gestaltet werden können. Wenn in der Unternehmensumwelt ein Klima der Fairness, der Rückmeldung, der Wertschätzung, des Mitgefühls und der psychologischen Sicherheit gefördert wird, entsteht ein Rahmen, in dem gesunde Arbeitsplätze geschaffen werden können. Solche gesunden Arbeitsplätze zeichnen sich aus durch klare Rollendefinitionen, einen achtsamen Umgang mit den Mitteln der Informations-

und Kommunikationstechnologie, ein Bewusstsein für mögliche Konflikte zwischen Arbeit und Privat- bzw. Familienleben und einer angemessenen Belohnung für die geleistete Arbeit. Wenn dann noch die besonderen Anforderungen an Mitarbeiter, die ein hohes Ausmaß an Emotionsarbeit verrichten müssen, an Mitarbeiter mit wenig Kontrollmöglichkeiten ihrer Arbeit sowie an Führungskräfte berücksichtigt werden, sind die Grundlagen für ein gesundes Unternehmen gelegt.

Um Maßnahmen in diesen Bereichen erfolgreich umzusetzen, ist ein strategisches Vorgehen unerlässlich. Dazu wird zunächst eine evidenzbasierte Identifikation von Problembereichen empfohlen. Auf Grundlage dieser Problemstellung werden dann Ziele gesetzt, die für das Unternehmen spezifisch, messbar und subjektiv attraktiv sind. Es folgt eine systematische Informationssuche, die über reine Intuition und »gesunden Menschenverstand« hinausgeht. Dann wird geplant, welche Handlungen zur Zielerreichung nötig sind. Während dieser Handlungen sollte immer wieder die Effektivität des eigenen Vorgehens überprüft werden. Schließlich werden die gewonnen Ergebnisse kritisch bewertet und Ergebnisse nachhaltig gesichert, bevor neue Veränderungsprozesse in Richtung eines gesunden Unternehmens angestoßen werden.

Unternehmen, die personell gesund aufgestellt sind, können sich den Herausforderungen des 21. Jahrhunderts stellen. Die Anforderungen an Kompetenz bei Mitarbeitern werden steigen. Zwar herrscht in Deutschland gegenwärtig Fachkräftemangel. Mit der Entwicklung von Schwellenländern wie Russland, Brasilien und China von Industrie- hin zu Wissensgesellschaften wird die Konkurrenz um attraktive Stellen auf einem globalisierten Arbeitsmarkt steigen. Ein Ende des Trends hin zur Akademisierung von Abschlüssen ist ebenfalls nicht abzusehen. Auf einem globalisierten Arbeitsmarkt werden Hochschulabschlüsse vielmehr begehrt bleiben, um sich mit der Konkurrenz aus aller Welt messen zu können. Die Internationalisierung der deutschen und europäischen Studienabschlüsse im Rahmen der Umstellung auf Bachelor- und Masterstudiengänge ist Ausdruck dieser Entwicklung. Damit sich Mitarbeiter bei ihrer Arbeit weiterhin als kompetent erleben, sollten Unternehmen ihre internen Weiterbildungsangebote zukünftig weiter ausbauen. Dabei könnten sie einen Teil ihrer Weiterbildungsangebote noch spezifischer darauf zuschneiden, was im Arbeitsalltag von Mitarbeitern konkret gebraucht wird. Ein anderer Teil der Weiterbildungsangebote könnte den berufsbegleitenden Erwerb von qualifizierenden Abschlüssen (Bachelor und Master) an kooperierenden Hochschulen ermöglichen. Daneben sollten auch externe Weiterbildungen von Mitarbeitern noch stärker unterstützt werden.

Die zunehmende Globalisierung und die daraus entstehende Komplexität können zudem dazu führen, dass sich Mitarbeiter zukünftig als noch weniger autonom erleben werden. In Zeiten von Mergers und Acquisitions entstehen immer größere, globale Unternehmen, häufig mit vielen Standorten auf der ganzen Welt. Damit sich Mitarbeiter in solchen Konzernen nicht nur als »kleines Rädchen«, sondern als wichtige Akteure erleben, müssen sie in ihren abgegrenzten Arbeitsbereichen Autonomie erleben können. Unternehmen sollten zudem das Verständnis von Mitarbeitern über den Verlauf von Wertschöpfungsketten des Unternehmens durch entsprechende Schulungen und Workshops, zum Beispiel durch E-Learning, erhöhen. Zudem bietet sich ein monatlicher Jour fixe an, bei dem den Mitarbeitern

Literatur

Akay, A., Martinsson, P. (2009). Sundays Are Blue: Aren't They? The Day-of-the-Week Effect on Subjective Well-Being and Socio-Economic Status. Gothenburg: Department of Economics, School of Business, Economics and Law at University of Gothenburg.

Alvesson, M. (2013). The triumph of emptiness: Consumption, higher education, and work organization (1 ed.). Oxford: Oxford University Press.

Amabile, T. M. (1996). Creativity in context: Update to The social psychology of creativity. Boulder, Colo.: Westview Press.

Argote, L. (1995). A Psychological Perspective on Organizational Learning. PsycCRITIQUES, 40(9), 876–877.

Argote, L. (2011). Organizational learning research: Past, present and future. Management Learning, 42(4), 439–446.

Argyris, C. (2009). On organizational learning (2. ed., [reprinted] ed.). Malden, Mass: Blackwell.

Aron, E. N., Aron, A. (1997). Sensory-processing sensitivity and its relation to introversion and emotionality. Journal of personality and social psychology, 73(2), 345–368.

Atmaca, M., Yildirim, H., Ozdemir, H., Ozler, S., Kara, B., Ozler, Z., Tezcan, E. (2008). Hippocampus and amygdalar volumes in patients with refractory obsessive-compulsive disorder. Progress in Neuro-Psychopharmacology & Biological Psychiatry, 32(5), 1283–1286.

Avolio, B. J., Gardner, W. L. (2005). Authentic leadership development: Getting to the root of positive forms of leadership. Leadership Quarterly, 16(3), 315–338.

Baer, M., Frese, M. (2003). Innovation is not enough: climates for initiative and psychological safety, process innovations, and firm performance. Journal of Organizational Behavior, 24(1), 45–68.

Bakker, A. B., Demerouti, E., De Boer, E., Schaufeli, W. B. (2003). Job demands and job resources as predictors of absence duration and frequency. Journal of Vocational Behavior, 62(2), 341–356.

Baltes, B. B., Briggs, T. E., Huff, J. W., Wright, J. A., Neuman, G. A. (1999). Flexible and compressed workweek schedules: A meta-analysis of their effects on work-related criteria. Journal of Applied Psychology, 84(4), 496.

Bandura, A. (1993). Perceived self-efficacy in cognitive development and functioning. Educational psychologist, 28(2), 117–148.

Bandura, A., McClelland, D. C. (1977). Social Learning Theory. General Learning Press.

Baronas, A.-M. K., Louis, M. R. (1988). Restoring a sense of control during implementation: how user involvement leads to system acceptance. Mis Quarterly, 111–124.

Bartels, A., Zeki, S. (2004). The neural correlates of maternal and romantic love. Neuroimage, 21(3), 1155–1166.

Bartle, P. (2007). Particapatory Management: Methods to Increase Staff Input in Organizational Decision Making. Retrieved 13.5., 2014

Bartolomé, F., Evans, P. (1980). Must success cost so much. Harvard Business Review, 58(2), 137–148.

Bassen, A., Jastram, S., Meyer, K. (2005). Corporate Social Responsibility: Eine Begriffserläuterung. Zeitschrift für Unternehmens- und Wirtschaftsethik, 6(2).

Baumeister, R. F., Leary, M. R. (1995). The need to belong: desire for interpersonal attachments as a fundamental human motivation. Psychological Bulletin, 117(3), 497.

131

Baumert, A., Halmburger, A., Schmitt, M. (2013). Interventions Against Norm Violations: Dispositional Determinants of Self-Reported and Real Moral Courage. Personality and Social Psychology Bulletin, 39(8), 1053–1068.

Bergami, M., Bagozzi, R. P. (2000). Self-categorization, affective commitment and group self-esteem as distinct aspects of social identity in the organization. British Journal of Social Psychology, 39, 555–577.

Bhagat, R. S., Segovis, J. C., Nelson, T. A. (2012). Work stress and coping in the era of globalization. New York: Routledge.

Bhave, P. B., Glomb, T. M. (in press). The role of occupational emotional labor requirements on the surface acting–job rsatisfaction relationship. Journal of Management.

Bhavsar, V., Bhugra, D. (2008). Globalization: Mental health and social economic factors. Global Social Policy, 8(3), 378–396.

Bienefeld, N., Grote, G. (2012). Silence That May Kill: When Aircrew Members Don't Speak Up and Why. Aviation Psychology and Applied Human Factors, 2 (1), 1–10.

Blenkiron, R. (2012). Providing quality feedback: a good practice guide. Retrieved 10.12.2013, from http://w3.unisa.edu.au/staffdev/guides/good_practice_guide_to_provi ding_quality_feedback.pdf

Bluedorn, A. C. (1982). A unified model of turnover from organizations. Human Relations, 35(2), 135–153.

Blum, K., Braverman, E. R., Holder, J. M., Lubar, J. F., Monastra, V. J., Miller, D., Comings, D. E. (2000). The Reward Deficiency Syndrome: A Biogenetic Model for the Diagnosis and Treatment of Impulsive, Addictive and Compulsive Behaviors. Journal of Psychoactive Drugs, 32(sup1), 1–112.

Bond, F. W., Bunce, D. (2003). The role of acceptance and job control in mental health, job satisfaction, and work performance. Journal of Applied Psychology, 88(6), 1057.

Bonde, J. P. E. (2008). Psychosocial factors at work and risk of depression: a systematic review of the epidemiological evidence. Occupational and Environmental Medicine, 65(7), 438–445.

Bondy, K., Matten, D., Moon, J. (2004). The Adoption of Voluntary Codes of Conduct in MNCs: A Three-Country Comparative Study. Business and Society Review, 109(4).

Borsook, D., Maleki, N., Becerra, L., McEwen, B. (2012). Understanding Migraine through the Lens of Maladaptive Stress Responses: A Model Disease of Allostatic Load. Neuron, 73 (2), 219–234. from: http://dx.doi.org/10.1016/j.neuron.2012.01.001

Bowlby, J. (1969). Attachment. Attachment and Loss (2nd ed.). New York: Basic Books.

Boyatzis, A., McKee, A. (2005). Resonant Leadership: Renewing Yourself and Connecting with Others Through Mindfulness, Hope, and Compassion. Boston, MA: Harvard Business Review Press.

Boyatzis, R. E., Passarelli, A. M., Koenig, K., Lowe, M., Mathew, B., Stoller, J. K., Phillips, M. (2012). Examination of the neural substrates activated in memories of experiences with resonant and dissonant leaders. Leadership Quarterly, 23(2), 259–272.

Brehm, S. S., Fein, S., Kassin, S. M. (2005). Social psychology. Boston [u.a.]: Houghton Mifflin.

Briner, R. B., Denyer, D., Rousseau, D. M. (2009). Evidence-Based Management: Concept Cleanup Time? Academy of Management Perspectives, 23(4), 19–32.

Brockner, J. (2006). Why it's so hard to be fair. Harvard Business Review, March 2006.

Brockner, J., Wiesenfeld, B. M. (1996). An integrative framework for explaining reactions to decisions: Interactive effects of outcomes and procedures. Psychological Bulletin, 120(2), 189–208.

Bryce, J., Haworth, J. (2002). Wellbeing and flow in sample of male and female office workers. Leisure Studies, 21(249–263).

Buehler, R. (2014). The Planning Fallacy: When Plans Lead to Optimistic Forecasts, . In M. D. Mumford & M. Frese (Eds.), The Psychology of Planning, . New York: Routledge.

Bundespsychotherapeutenkammer. (2013). BPtK-Studie zur Arbeits- und Erwerbsunfähigkeit: Psychische Erkrankungen und gesundheitsbedingte Frühverrentung. Berlin: Bundespsychotherapeutenkammer.

Burgoon, J. K., Berger, C. R., Waldron, V. R. (2000). Mindfulness and interpersonal communication. Journal of Social Issues, 56(1), 105–127.

Burke, R. J., Koyuncu, M., Fiksenb, L. (2013). Antecedents and Consequences of Work-Family Conflict and Family-Work Conflict Among Frontline Employees in Turkish Hotels. IUP Journal of Management Research, 12(4).

Busck, O. (2006). Employee participation: Case study: Chapter.

Cacioppo, J. T., Hawkley, L. C., Crawford, L. E., Ernst, J. M., Burleson, M. H., Kowalewski, R. B., Berntson, G. G. (2002). Loneliness and health: Potential mechanisms. Psychosomatic Medicine, 64(3), 407–417.

Cameron, K. S., Dutton, J. E., Quinn, R. E. (2003). Positive organizational scholarship: Foundations of a new discipline. San Francisco: Berrett-Koehler.

Campbell, J. P., McHenry, J. J., Wise, L. L. (1990). Modeling job performance in a population of jobs. Personnel Psychology, 43(2), 313–575.

Campbell, S., MacQueen, G. (2004). The role of the hippocampus in the pathophysiology of major depression. Journal of Psychiatry and Neuroscience, 29(6), 417–426.

Carroll, A. B., Shabana, K. M. (2010). The Business Case for Corporate Social Responsibility: A Review of Concepts, Research and Practice. International Journal of Management Reviews, 12(1), 85–105.

Cascio, W., Boudreau, J. W. (2010). Investing in people: Financial impact of human resource initiatives: Ft Press.

Ceaparu, I., Lazar, J., Bessiere, K., Robinson, J., Shneiderman, B. (2004). Determining causes and severity of end-user frustration. International journal of human-computer interaction, 17(3), 333–356.

Chen, P. Y., Spector, P. E. (1992). Relationships of work stressors with aggression, withdrawal, theft and substance use: An exploratory study. Journal of occupational and organizational psychology, 65(3), 177–184.

Clark, C. (1997). Misery and company: Sympathy in everyday life. Chicago: The University of Chicago Press.

Cohen, S., Wills, T. A. (1985). Stress, social support, and the buffering hypothesis. Psychological Bulletin, 98(2), 310–357.

Colquitt, J. A. (2001). On the dimensionality of organizational justice: a construct validation of a measure. Journal of Applied Psychology, 86(3), 386–400.

Coovert, M. D., Thompson, L. F. (2003). Technology and workplace health. In J. C. Quick, L. E. Tetrick (Eds.), Hndbook of occupational health psychology. Washington, DC American Psychology Association

Crane, A., Matten, D. (2004). Business Ethics. A European Perspective. Managing Corporate Citizenship and Sustainability in the Age of Globalization. Oxford: University Press.

Csikszentmihalyi, M. (1975). Beyond Boredom and Anxiety: Experiencing Flow in Work and Play. San Francisco: Jossey-Bass.

Csikszentmihalyi, M., Lefevre, J. (1989). Optimal experience in work and leisure. Journal of personality and social psychology, 56(5), 815–822.

Day, A., Paquet, S., Scott, N., Hambley, L. (2012). Perceived information and communication technology (ICT) demands on employee outcomes: The moderating effect of organizational ICT support. Journal of occupational health psychology, 17(4), 473.

Day, A., Scott, N., Kelloway, E. K. (2010). Information and communication technology: Implications for job stress and employee well-being. Research in Occupational Stress and Well-being, 8, 317–350.

Detert, J. R., Edmondson, A. C. (2007). Organizational behavior - Why employees are afraid to speak. Harvard Business Review, 85(5), 23+.

Dewett, T., Jones, G. R. (2001). The role of information technology in the organization: a review, model, and assessment. Journal of Management, 27(3), 313–346.

Dollard, M. F., Bakker, A. B. (2010). Psychosocial safety climate as a precursor to conducive work environments, psychological health problems, and employee engagement. Journal of Occupational and Organizational Psychology, 83(3), 579–599.

Dollard, M. F., McTernan, W. (2011). Psychosocial safety climate: a multilevel theory of work stress in the health and community service sector. Epidemiology and Psychiatric Sciences, 20(4), 287–293.

Dormann, C., Zapf, D. (2004). Customer-related social stressors and burnout. Journal of Occupational Health Psychology, 9(1), 61–82.

Doyle, M., Straus, D. (1993). How to make meetings work! Berkeley, CA: Berkeley Trade.

Duden. (2013). Arbeit, die. Retrieved 02.04., 2014, from http://www.duden.de/rechts chreibung/Arbeit#Bedeutung1c

Duncan, L. E., Pollastri, A. R., Smoller, J. W. (2014). Mind the gap: Why many geneticists and psychological scientists have discrepant views about gene–environment interaction (G×E) research [Press release]

Dutton, J., Dukerich, J. M., Harquail, C. M. (1994). Organizational images and member identification. Administrative Science Quarterly, 39(2), 239–263.

Dutton, J. E., Frost, P. J., Worline, M. C., Lilius, J. M., Kanov, J. (2002, January 2002). Leading in times of trauma. Harvard Business Review.

Edmondson, A. (1999). Psychological safety and learning behavior in work teams. Administrative Science Quarterly, 44(2), 350–383.

Edmunds, A., Morris, A. (2000). The problem of information overload in business organisations: a review of the literature. International journal of information management, 20(1), 17–28.

Eisenberger, R., Fasolo, P., Davislamastro, V. (1990). Perceived organizational support and employee diligence, commitment, and innovation. Journal of Applied Psychology, 75(1), 51–59.

Elliot, A. J., Reis, H. T. (2003). Attachment and exploration in adulthood. Journal of personality and social psychology, 85(2), 317–331.

Ericsson, K. A. (2007). The influence of experience and deliberate practice on the development of superior expert performance. In K. A. Ericsson (Ed.), The Cambridge handbook of expertise and expert performance (5. print. ed.). Cambridge: Cambridge Univ. Press.

Ericsson, K. A., Ward, P. (2007). Capturing the Naturally Occurring Superior Performance of Experts in the Laboratory: Toward a Science of Expert and Exceptional Performance. Current Directions in Psychological Science (Wiley-Blackwell), 16(6), 346–350.

Europäische Kommission. (2011). Communication from the comission to the European Parliament, the Council, the European Economic and Social Committee and the Committee of the Regions. A renewed EU strategy 2011-14 for Corporate Social Responsibility.

Facer, R. L., Wadsworth, L. (2008). Alternative Work Schedules and Work–Family Balance A Research Note. Review of Public Personnel Administration, 28(2), 166–177.

Fairweather, N. B. (1999). Surveillance in employment: The case of teleworking. Journal of Business Ethics, 22(1), 39–49.

Fedor, D. B., Eder, R. W., Buckley, M. R. (1989). The contributory effects of supervisor intentions on subordinate feedback responses. Organizational Behavior and Human Decision Processes, 44(3), 396–414.

Figley, C. R. (2002). Compassion fatigue: Psychotherapists' chronic lack of self care. Journal of Clinical Psychology, 58(11), 1433–1441.

Finkelstein, S. (2005). When bad things happen to good companies: Strategy failure and awed executives. Journal of Business Strategy, 26, 19–28.

Fischer, S., Wiemer, A., Diedrich, L., Moock, J., & Rössler, W. (2014). Hell Is Other People? Gender and Interactions with Strangers in the Workplace Influence a Person's Risk of Depression. PLoS ONE, 9(7), e103501.

Flier, J. S., Underhill, L. H., McEwen, B. S. (1998). Protective and damaging effects of stress mediators. New England Journal of Medicine, 338(3), 171–179.

Frankl, V. (1959). Man's Search For Meaning. London: Random House.

Fredrickson, B. L. (2003). Positive emotions and upward spirals in organizations. In K. S. Cameron, J. E. Dutton, R. E. Quinn (Eds.), Positive Organizational Scholarship: Foundations of a new discipline. San Francisco: Berret-Koehler.

Frese, M., Zapf, D. (1994). Action as the core of work psychology: A German approach. In H. C. Triandis, M. D. Dunnette, L. M. Hough, H. C. Triandis, M. D. Dunnette, L. M. Hough

(Eds.), Handbook of industrial and organizational psychology, Vol. 4 (2nd ed.) (pp. 271–340). Palo Alto, CA US: Consulting Psychologists Press.

Gagne, M., Deci, E. L. (2005). Self-determination theory and work motivation. Journal of Organizational Behavior, 26(4), 331–362.

Ganster, D. C. (1989). Worker control and well-being: A review of research in the workplace. Job control and worker health, 3(23), 213–229.

Gebhardt, M. (2002). Sünde, Seele, Sex. Das Jahrhundert der Psychologie. München: Deutsche Verlags-Anstalt.

Gerdes, A. B. M., Alpers, G. W. (2014). You See What You Fear: Spiders Gain Preferential Access to Conscious Perception in Spider-Phobic Patients Journal of Experimental Psychopathology, 5(1), 14–28.

Germer, C. (2011). Der achtsame Weg zur Selbstliebe: Wie man sich von destruktiven Gedanken und Gefühlen befreit. Freiburg: Arbor.

Gigerenzer, G. (1991). How to make cognitive illusions disappear: Beyond »heuristics and biases«. European review of social psychology, 2(1), 83–115.

Gigerenzer, G., Todd, P. M., ABC Research Group (1999). Simple heuristics that make us smart.

Gilovich, T., Griffin, D. W., Kahneman, D. (2002). The psychology of intuitive judgment: Heuristic and biases. Cambridge: Cambridge University Press.

Goetzel, R. Z., Long, S. R., Ozminkowski, R. J., Hawkins, K., Wang, S. H., Lynch, W. (2004). Health, absence, disability, and presenteeism cost estimates of certain physical and mental health conditions affecting US employers. Journal of Occupational and Environmental Medicine, 46(4), 398–412.

Golden, T. D., Veiga, J. F., Simsek, Z. (2006). Telecommuting's differential impact on work-family conflict: is there no place like home? Journal of Applied Psychology, 91(6), 1340.

Grant, A. M. (2008). The significance of task significance: Job performance effects, relational mechanisms, and boundary conditions. Journal of Applied Psychology, 93(1), 108–124.

Grant, R. M. (1996). Prospering in Dynamically-competitive Environments: Organizational Capability as Knowledge Integration. Organization Science, 7(4), 375–387.

Grawitch, M. J., Gottschalk, M., Munz, D. C. (2006). The path to a healthy workplace: A critical review linking healthy workplace practices, employee well-being, and organizational improvements. Consulting Psychology Journal: Practice and Research, 58(3), 129.

Green, J. D., Campbell, W. K. (2000). Attachment and exploration in adults: Chronic and contextual accessibility. Personality and Social Psychology Bulletin, 26(4), 452–461.

Green, W. A., Lazarus, H. (1991). Are Today's Executives Meeting with Success? Journal of Management Development, 10(1), 14–25.

Greenberg, J. (1990). Employee theft as a reaction to underpayment inequity – the hidden cost of pay cuts. Journal of Applied Psychology, 75(5), 561–568.

Greenhaus, J. H., Beutell, N. J. (1985). Sources of conflict between work and family roles. Academy of management review, 10(1), 76–88.

Griffin, D., Tversky, A. (1992). The weighing of evidence and the determinants of confidence. Cognitive psychology, 24(3), 411–435.

Griffin, D. W., Ross, L. (1991). Subjective construal. social interference, and human misunderstanding. Advances in Experimental Social Psychology, 24, 319–359.

Gross, J. J., John, O. P. (2003). Individual differences in two emotion regulation processes: Implications for affect, relationships, and well-being. Journal of personality and social psychology, 85(2), 348–362.

Grossman, P., Niemann, L., Schmidt, S., Walach, H. (2004). Mindfulness-based stress reduction and health benefits - A meta-analysis. Journal of Psychosomatic Research, 57(1), 35–43.

Gruen, R. J., Silva, R., Ehrlich, J., Schweitzer, J. W., Friedhoff, A. J. (1997). Vulnerability to stress: Self-criticism and stress-induced changes in biochemistry. Journal of Personality, 65(1), 33–47.

Hacker, W. (2005). Allgemeine Arbeitspsychologie. Psychische Regulation von Wissens-, Denk- und körperlicher Arbeit.: Huber, Bern.

Hackman, J. R., Oldham, G. R. (1976). Motivation through the design of work: test of a theory Organizational Behavior and Human Performance, 16.

Halbesleben, J. R., Harvey, J., Bolino, M. C. (2009). Too engaged? A conservation of resources view of the relationship between work engagement and work interference with family. Journal of Applied Psychology, 94(6), 1452.

Halbesleben, J. R., Osburn, H. K., Mumford, M. D. (2006). Action research as a burnout intervention reducing burnout in the federal fire service. The Journal of applied behavioral science, 42(2), 244–266.

Hammer, L. B. (2012). Employer Support for Work and Family Balance Reduces Safety Health Risks. Safety Compliance Letter (2534), 6.

Hammer, L. B., Kossek, E. E., Yragui, N. L., Bodner, T. E., Hanson, G. C. (2009). Development and validation of a multidimensional measure of family supportive supervisor behaviors (FSSB). Journal of Management, 35(4), 837–856.

Harackiewicz, J. M., Barron, K. E., Carter, S. M., Lehto, A. T., Elliot, A. J. (1997). Predictors and consequences of achievement goals in the college classroom: Maintaining interest and making the grade. Journal of Personality and Social Psychology, 73(6), 1284–1295.

Hassan, S. (2013). The Importance of Role Clarification in Workgroups: Effects on Perceived Role Clarity, Work Satisfaction, and Turnover Rates. Public Administration Review, 73(5), 716–725.

Hatfield, E., Cacioppo, J. T., Rapson, R. L. (1993). Emotional contagion. Current Directions in Psychological Science, 2 (96–99).

Heaphy, E. D., Dutton, J. E. (2008). Positive social interactions and the human body at work: Linking organizations and physiology. Academy of Management Review, 33(1), 137–162.

Heath, C., Larrick, R. P., Klayman, J. (1998). Cognitive repairs: How organizational practices can compensate for individual shortcomings. Paper presented at the Review of Organizational Behavior.

Heckhausen, H., Gollwitzer, P. M., Weinert, F. E. (1987). Jenseits des Rubikon: der Wille in den Humanwissenschaften: Springer Berlin.

Heckhausen, H., Kuhl, J. (1985). From wishes to action: The dead-ends and the long way to action. In M. Frese, J. Sabini (Eds.), Goal-directed behavior: The concept of action in psychology (pp. 134–160). Hillsdale, New Jersey: Erlbaum.

Hill, E. J., Jackson, A., Martinengo, G. (2006). Twenty years of work and family at International Business Machines Corporation. American Behavioral Scientist, 49(9), 1165–1183.

Hintz, A. J. (2011). Loben Erfolgreiche Mitarbeiterführung durch soziale Kompetenz (pp. 99–103). Wiesbaden: Springer.

Ho, S. M. Y., Ho, J. W. C., Bonanno, G. A., Chu, A. T. W., Chan, E. M. S. (2010). Hopefulness predicts resilience after hereditary colorectal cancer genetic testing: a prospective outcome trajectories study. Bmc Cancer, 10.

Hochschild, A. (1983). The Managed Heart: The Commercialization of Human Feeling Berkeley: The University of California Press.

Hochschild, A. (1993). The time bind. New York: Henry Holt & Co.

House, R. J. (1981). Work stress and social support. Boston: Addison-Wesley.

Ilgen, D. R., Davis, C. A. (2000). Bearing bad news: Reactions to negative performance feedback. Applied Psychology-an International Review-Psychologie Appliquee-Revue Internationale, 49(3), 550–565.

Ingram, R. E., Luxton, D. D. (2005). Vulnerability-Stress Models. In B. L. Hankin J. R. Z. Abela (Eds.), Development of Psychopathology: A vulnerability stress perspective (pp. 32–46). Thousand Oaks, CA: Sage Publications.

Initiative neue Qualität der Arbeit (INQA) (2013). Förderung psychischer Gesundheit als Führungsaufgabe: eLearning-Tool für Führungskräfte. from http://psyga.info/ueber-psyga/materialien/psyga-material/elearning-tool/

Iyengar, S. S., Lepper, M. R. (2000). When choice is demotivating: Can one desire too much of a good thing? Journal of Personality and Social Psychology, 79(6), 995.

Jackson, S. E. (1983). Participation in decision making as a strategy for reducing job-related strain. Journal of Applied Psychology, 68(1), 3.

Jackson, S. E., Schuler, R. S. (1985). A meta-analysis and conceptual critique of research on role ambiguity and role conflict in work settings. Organizational Behavior and Human Decision Processes, 36(1), 16–78.

Jackson, T. W., Dawson, R., Wilson, D. (2003). Understanding email interaction increases organizational productivity. Communications of the ACM, 46(8), 80–84.

Jahoda, M., Lazarsfeld, P. F., Zeisel, H. (1960). Die Arbeitslosen von Marienthal: ein soziographischer Versuch über die Wirkungen langandauernder Arbeitslosigkeit, mit einem Anhang zur Geschichte der Soziographie (Vol. 2): Verlag für Demoskopie.

Jain, A., Leka, S., Zwetsloot, G. (2011). Corporate Social Responsibility and Psychosocial Risk Management in Europe. Journal of Business Ethics, 101(4), 619–633.

Janis, I. (1972). Victims of Groupthink: A Psychological Study of Foreign-Policy Decisions and Fiascoes. Boston: Houghton Mifflin.

Janssen, O. (2005). The joint impact of perceived influence and supervisor supportiveness on employee innovative behaviour. Journal of Occupational and Organizational Psychology, 78, 573–579.

Joiko, K., Schmauder, M., Wolf, G. (2010). Psychische Belastung und Beanspruchung im Berufsleben: Erkennen – Gestalten. Dortmund: Bundesanstalt für Arbeitsschutz und Arbeitsmedizin.

Jorm, A. F., Christensen, H., Griffiths, K. M. (2005). Public beliefs about causes and risk factors for mental disorders. Social Psychiatry and Psychiatric Epidemiology, 40(9), 764–767.

Josephs, R. A., Hahn, E. D. (1995). Bias and Accuracy in Estimates of Task Duration. Organizational Behavior and Human Decision Processes, 61(2), 202–213. from: http://dx.doi.org/10.1006/obhd.1995.1016

Kahneman, D. (2012). Schnelles Denken, langsames Denken. Mùnchen: Siedler.

Kahneman, D., Slovic, P., Tversky, A. (Eds.). (1982). Judgment under uncertainty: Heuristics and biases (1 ed.). Cambridge: Cambridge Univ. Press.

Kang, H. J., Voleti, B., Hajszan, T., Rajkowska, G., Stockmeier, C. A., Licznerski, P., ... Duman, R. S. (2012). Decreased expression of synapse-related genes and loss of synapses in major depressive disorder. Nature Medicine, 18(9), 1413+.

Kanov, J. M., Maitlis, S., Worline, M. C., Dutton, J. E., Frost, P. J., Lilius, J. M. (2004). Compassion in Organizational Life. American Behavioral Scientist, 47(6), 808–827.

Karasek, R., Theorell, T. (1992). Healthy work: stress, productivity, and the reconstruction of working life: Basic books.

Kark, R., Carmeli, A. (2009). Alive and creating: the mediating role of vitality and aliveness in the relationship between psychological safety and creative work involvement. Journal of Organizational Behavior, 30(6), 785–804.

Katz, D., Kahn, R. L. (1978). The social psychology of organizations. New York: Wiley.

Kawakami, N., Haratani, T., Araki, S. (1992). Effects of perceived job stress on depressive symptoms in blue-collar workers of an electrical factory in Japan. Scandinavian Journal of Work Environment & Health, 18(3), 195–200.

Keinan, G. (1987). Decision-making under stress – scanning of alternatives under controllable and uncontrollable threats. Journal of personality and social psychology, 52(3), 639–644.

Keith, N., Frese, M. (2008). Effectiveness of error management training: A meta-analysis. Journal of Applied Psychology, 93(1), 59–69.

Kiecolt-Glaser, J. K., Marucha, P. T., Mercado, A., Malarkey, W. B., Glaser, R. (1995). Slowing of wound healing by psychological stress. The Lancet, 346(8984), 1194–1196.

Kim, J. J., Diamond, D. M. (2002). The stressed hippocampus, synaptic plasticity and lost memories. Nature Reviews Neuroscience, 3(6), 453–462.

Kirn, T., Echelmeyer, L., Engberding, M. (2009). Imagination in der Verhaltenstherapie. Heidelberg: Springer.

Kish-Gephart, J. J., Detert, J. R., Trevino, L. K., Edmondson, A. C. (2009). Silenced by fear: The nature, sources, and consequences of fear at work. In B. M. Staw, A. P. Brief (Eds.), Research in Organizational Behavior, Vol 29: An Annual Series of Analytical Essays and Critical Reviews (Vol. 29, pp. 163–193).

Klapp, O. E. (1986). Overload and boredom: Essays on the quality of life in the information society: Greenwood Publishing Group Inc.

Klink, D. (2008). Der Ehrbare Kaufmann – Das ursprüngliche Leitbild der Betriebswirtschaftslehre und individuelle Grundlage für die CSR-Forschung. Zeitschrift für Betriebswirtschaft, 3.

Kluger, A. N., DeNisi, A. (1996). The effects of feedback interventions on performance: A historical review, a meta-analysis, and a preliminary feedback intervention theory. Psychological Bulletin, 119(2), 254–284.

Korsgaard, M. A., Schweiger, D. M., Sapienza, H. M. (1995). Building Commitment, Attachment, and Trust in Strategic Decision-Making Teams: The Role of Procedural Justice. Academy of Management Journal, 38(1), 60–84.

Korunka, C., Vitouch, O. (1999). Effects of the implementation of information technology on employees' strain and job satisfaction: a context-dependent approach. Work & Stress, 13 (4), 341–363.

Kosfeld, M., Heinrichs, M., Zak, P. J., Fischbacher, U., Fehr, E. (2005). Oxytocin increases trust in humans. Nature, 435(7042), 673–676.

Kossek, E. E., DeMarr, B. J., Backman, K., Kollar, M. (1993). Assessing employees' emerging elder care needs and reactions to dependent care benefits. Public Personnel Management, 22(4).

Kossek, E. E., Hammer, L. B. (2008). Supervisor work/life training gets results. Harvard Business Review, 86, 11–36.

Kouvonen, A., Oksanen, T., Vahtera, J., Stafford, M., Wilkinson, R., Schneider, J., Kivimaki, M. (2008). Low workplace social capital as a predictor of depression - The Finnish public sector study. American Journal of Epidemiology, 167(10), 1143–1151.

Kozlowski, S., Chao, G., Smith, E., Hedlund, J. (1993). Organizational downsizing: Strategies, interventions and research. International review of industrial and organizational psychology, 8, 263–332.

Krachenberg, A. R., Henke, J. W., Lyons, T. F. (1993, July/August 1993). The isolation of upper management. Business Horizons.

Kramer, J. (2009). Metaanalytische Studien zu Intelligenz und Berufsleistung in Deutschland. (Dissertation), Rheinische Friedrich-Wilhelms-Universität Bonn, Bonn.

Lambert, E. G., Lynne Hogan, N., Barton, S. M. (2001). The impact of job satisfaction on turnover intent: a test of a structural measurement model using a national sample of workers. The Social Science Journal, 38(2), 233–250.

Larson, J. R. (1986). Supervisors' performance feedback to subordinates: The impact of subordinate performance valence and outcome dependence. Organizational Behavior and Human Decision Processes, 37(3), 391–408.

Latham, G. P., Locke, E. A. (1991). Self-regulation through goal setting. Organizational Behavior and Human Decision Processes, 50(2), 212–247.

Law, R., Dollard, M. F., Tuckey, M. R., Dormann, C. (2011). Psychosocial safety climate as a lead indicator of workplace bullying and harassment, job resources, psychological health and employee engagement. Accident Analysis and Prevention, 43(5), 1782–1793.

Lazarus, R. S. (1966). Psychological stress and the coping process.

Leary, M. R., Tate, E. B., Adams, C. E., Allen, A. B., Hancock, J. (2007). Self-compassion and reactions to unpleasant self-relevant events: the implications of treating oneself kindly. Journal of personality and social psychology, 92(5), 887–904.

Lee, F. (1997). When the going gets tough, do the tough ask for help? Help seeking and power motivation in organizations. Organizational Behavior and Human Decision Processes, 72(3), 336–363.

Lee, F., Tiedens, L. Z. (2001). Is it lonely at the top?: The independence and interdependence of power holders. Research in Organizational Behavior, Vol 23, 23, 43–91.

Leiter, M. P., Maslach, C. (1988). The impact of interpersonal environment on burnout and organizational commitment. Journal of Organizational Behavior, 9(4), 297–308.

Lepper, M. R., Greene, D., Nisbett, R. E. (1973). Undermining children's intrinsic interest with extrinsic reward: A test of the »overjustification« hypothesis. Journal of Personality and Social Psychology, 28(1), 129.

138

Lerner, J., Wulf, J. (2007). Innovation and incentives: Evidence from corporate R&D. Review of Economics and Statistics, 89(4), 634–644.

Letvak, S. A., Ruhm, C. J., Gupta, S. N. (2012). Nurses' Presenteeism and Its Effects on Self-Reported Quality of Care and Costs. American Journal of Nursing, 112(2), 30–38.

Lewinsohn, P. M., Graf, M. (1973). Pleasant activities and depression. Journal of Consulting and Clinical Psychology, 41(2), 261–268.

Lewis, D. (1996). Dying for information. Reuters Business Information, London.

Li, J., Yang, W., Cheng, Y., Siegrist, J., Cho, S.-I. (2005). Effort–reward imbalance at work and job dissatisfaction in Chinese healthcare workers: a validation study. International archives of occupational and environmental health, 78(3), 198–204.

Liang, J., Krause, N. M., Bennett, J. M. (2001). Social exchange and well-being: Is giving better than receiving? Psychology and Aging, 16(3), 511–523.

Lilius, J. M., Worline, M. C., Dutton, J. E., Kanov, J. M., Maitlis, S. (2011). Understanding compassion capability. Human relations, 64(7), 873–899.

Lilius, J. M., Worline, M. C., Maitlis, S., Kanov, J., Dutton, J. E., Frost, P. (2008). The contours and consequences of compassion at work. Journal of Organizational Behavior, 29(2), 193–218.

Lind, E. A., Greenberg, J., Scott, K. S., Welchans, T. D. (2000). The winding road from employee to complainant: Situational and psychological determinants of wrongful-termination claims. Administrative Science Quarterly, 45(3), 557–590.

Locke, E. A., Frederick, E., Lee, C., Bobko, P. (1984). Effect of self-efficacy, goals, and task strategies on task performance. Journal of Applied Psychology, 69(2), 241–251.

Lohmann-Haislah, A. (2012). Stressreport Deutschland 2012: Psychische Anforderungen, Ressourcen und Befinden. Dortmund Berlin Dresden: Bundesanstalt für Arbeitsschutz und Arbeitsmedizin.

London, M. (1995). Giving feedback: Source-centered antecedents and consequences of constructive and destructive feedback. Human Resource Management Review, 5(3), 159–188.

Longe, O., Maratos, F. A., Gilbert, P., Evans, G., Volker, F., Rockliff, H., Rippon, G. (2010). Having a word with yourself: Neural correlates of self-criticism and self-reassurance. Neuroimage, 49(2), 1849–1856.

Luthans, F. (2002). The need for and meaning of positive organizational behavior. Journal of Organizational Behavior, 23(6), 695–706.

MacBeth, A., Gumley, A. (2012). Exploring compassion: A meta-analysis of the association between self-compassion and psychopathology. Clinical Psychology Review, 32(6), 545–552.

Mael, F., Ashforth, B. E. (1992). Alumni and their alma mater: A partial test of the reformulated model of organizational identification Journal of Organizational Behavior, 13(2), 103–123.

Maslach, C., Goldberg, J. (1998). Prevention of burnout: New perspectives. Applied & Preventive Psychology, 7(1), 63–74.

Maslach, C., Leiter, M. P. (2001). Die Wahrheit über Burnout Stress am Arbeitsplatz und was Sie dagegen tun könnnen Heidelberg: Springer.

Maslach, C., Schaufeli, W. B., Leiter, M. P. (2001). Job burnout. Annual Review of Psychology, 52, 397–422.

Maslow, A. H. (1943). A theory of human motivation. Psychological Review, 50, 370–396.

Mattysek, A. K. (2011). Wertschätzung im Betrieb: Impulse für eine gesündere Unternehmenskultur: Books on Demand.

McEwen, B. S. (1998). Stress, Adaptation, and Disease: Allostasis and Allostatic Load. Annals of the New York Academy of Sciences, 840(1), 33–44.

McEwen, B. S. (2001). Plasticity of the hippocampus: Adaptation to chronic stress and allostatic load. In B. A. Sorg, I. R. Bell (Eds.), Role of Neural Plasticity in Chemical Intolerance (Vol. 933, pp. 265–277).

McEwen, B. S. (2003). Mood disorders and allostatic load. Biological Psychiatry, 54(3), 200–207.

McEwen, B. S. (2004). Protection and damage from acute and chronic stress – Allostasis and allostatic overload and relevance to the pathophysiology of psychiatric disorders. In R.

Yehuda, B. McEwen (Eds.), Biobehavioral Stress Response: Protective and Damaging Effects (Vol. 1032, pp. 1–7).

Mesmer-Magnus, J. R., Viswesvaran, C. (2006). How family-friendly work environments affect work/family conflict: A meta-analytic examination. Journal of Labor Research, 27 (4), 555–574.

Mischel, W. (1968). Personality and assessment. New York City: Wiley.

Mischel, W., Morf, C. C. (2003). The self as a psycho-social dynamic processing system: A meta-perspective on a century of the self in psychology. In M. R. Leary, J. P. Tagney (Eds.), Handbook of Self and Identity. New York: The Guilford Press.

Mischel, W., Shoda, Y. (1995). A cognitive-affective system theory of personality: Reconceptualizing situations, dispositions, dynamics, and invariance in personality structure. Psychological Review, 102(2), 246–268.

Mobley, W. H., Griffeth, R. W., Hand, H. H., Meglino, B. M. (1979). Review and conceptual analysis of the employee turnover process. Psychological bulletin, 86(3), 493.

Moen, P., Kelly, E. L., Lam, J. (2013). Healthy work revisited: Do changes in time strain predict well-being? Journal of Occupational Health Psychology, 18(2), 157–172.

Moorhead, G., Ference, R., Neck, C. P. (1991). Group decision fiascos continue – Space-shuttle challenger and a revised groupthink framework. Human relations, 44(6), 539–550.

Morse, N. C., Weiss, R. S. (1955). The Function and Meaning of Work and the Job. American Sociological Review, 20(2).

Moss, S. E., Sanchez, J. I. (2004). Are your employees avoiding you? Managerial strategies for closing the feedback gap. Academy of Management Executive, 18(1), 32–44.

Neff, K. D. (2003). Self-compassion: An alternative conceptualization of a healthy attitude toward oneself. Self and Identity, 2, 85–102.

Neff, K. D., Kirkpatrick, K. L., Rude, S. S. (2007). Self-compassion and adaptive psychological functioning. Journal of Research in Personality, 41(1), 139–154.

Nembhard, I. M., Edmondson, A. C. (2006). Making it safe: The effects of leader inclusiveness and professional status on psychological safety and improvement efforts in health care teams. Journal of Organizational Behavior, 27(7), 941–966.

Nemeth, C. J. (1986). Differential contributions of majority and minority influence. Psychological Review, 93(1), 23–32.

Nesterkin, D. A. (2013). Organizational change and psychological reactance. Journal of Organizational Change Management, 26(3), 573–594.

Netterstrom, B., Conrad, N., Bech, P., Fink, P., Olsen, O., Rugulies, R., Stansfeld, S. (2008). The Relation between Work-related Psychosocial Factors and the Development of Depression. Epidemiologic Reviews, 30(1), 118–132.

Neuman, J. H., Baron, R. A. (2005). Aggression in the workplace: A social psychological perspective. In Fox S., Spector P. E. (Eds.), Counterproductive work behavior: Investigations of actors and targets. Washington, D.C.: American Psychological Association.

Nieuwenhuijsen, K., Bruinvels, D., Frings-Dresen, M. (2010). Psychosocial work environment and stress-related disorders, a systematic review. Occupational Medicine-Oxford, 60(4), 277–286.

Nixon, A. E., Mazzola, J. J., Bauer, J., Krueger, J. R., Spector, P. E. (2011). Can work make you sick? A meta-analysis of the relationships between job stressors and physical symptoms. Work & Stress, 25(1), 1–22.

Norenzayan, A., Nisbett, R. E. (2000). Culture and causal cognition. Current Directions in Psychological Science, 9(4), 132–135.

O'Reilly, C. A., Chatman, J., Caldwell, D. F. (1991). People and organizational culture: A profile comparison approach to assessing person-organization fit. Academy of Management Journal, 34(3), 487–516.

Park, Y., Fritz, C., Jex, S. M. (2011). Relationships between work-home segmentation and psychological detachment from work: The role of communication technology use at home. Journal of occupational health psychology, 16(4), 457.

Pearson, C. A. (1992). Autonomous workgroups: An evaluation at an industrial site. Human Relations, 45(9), 905–936.

Pierce, J. R., Aguinis, H. (2013). The too-much-of-a-good-thing effect in management. Journal of Management, 39(2), 313–338.

Pilette, P. C. (2005). Presenteeism in nursing – A clear and present danger to productivity. Journal of Nursing Administration, 35(6), 300–303.

Porath, C., Spreitzer, G., Gibson, C., Garnett, F. G. (2012). Thriving at work: Toward its measurement, construct validation, and theoretical refinement. Journal of Organizational Behavior, 33(2), 250–275.

Putnam, R. D. (2000). Bowling alone: The collapse and revival of American community: Simon and Schuster.

Quick, J. C., Wright, T. A., Adkins, J. A., Nelson, D. L., Quick, J. D. (2013). Preventive stress management in organizations (2nd ed.). Washington, DC US: American Psychological Association.

Rainey, V. P. (2000). The potential for miscommunication using e-mail as a source of communication. Journal of Integrated Design and Process Science, 4(4), 21–43.

Reich, W. T. (1989). Speaking of suffering: A moral account of compassion. Soundings, 72, 83–108.

Reinhardt, C., Wiener, S., Heimbeck, A., Stoll, O., Lau, A., Schliermann, R. (2008). Flow in der Sporttherapie der Depression – ein beanspruchungsorientierter Ansatz. Bewegungstherapie und Gesundheitssport, 24, 147–151.

Renneberg, B., Hammelstein, P. (2006). Gesundheitspsychologie. Berlin: Springer.

Revest, J. M., Dupret, D., M., K., Funk-Reiter, C., Grosjean, N., Piazza, P. V., Abrous, D. N. (2009). Adult hippocampal neurogenesis is involved in anxiety-related behaviors. Molecular Psychiatry, 14, 959–967.

Rheinberg, F., Manig, Y., Kliegl, R., Engeser, S., Vollmeyer, R. (2007). Flow bei der Arbeit, doch Glück bei der Freizeit. Zeitschrift Für Arbeits- Und Organisationspsychologie, 51(3), 105–115.

Richter, P., Hacker, W. (1998). Belastung und Beanspruchung. Kröning: Roland Asanger Verlag.

Rizzolatti, G., Craighero, L. (2004). The mirror-neuron system. Annual Review of Neuroscience, 27, 169–192.

Rizzolatti, G., Fadiga, L., Gallese, V., Fogassi, L. (1996). Premotor cortex and the recognition of motor actions. Cognitive Brain Research, 3(2), 131–141.

Rizzolatti, G., Fogassi, L., Gallese, V. (2001). Neurophysiological mechanisms underlying the understanding and imitation of action. Nature Reviews Neuroscience, 2(9), 661–670.

Rosa, H. (2010). Alienation and acceleration: Towards a critical theory of late-modern temporality. Malmö: NSU Press [u.a.].

Rosso, B. D., Dekas, K. H., Wrzesniewski, A. (2010). On the meaning of work: A theoretical integration and review. In A. P. Brief, B. M. Staw (Eds.), Research in Organizational Behavior: An Annual Series of Analytical Essays and Critical Reviews, Vol 30 (Vol. 30, pp. 91–127).

Rousseau, D. M. (2006). 2005 Presidential Address: Is There Such a Thing as »Evidence-Based Management«? The Academy of Management Review, 31(2), 256–269.

Rutter, M. (1987). Psychosocial resilience and protective mechanisms. American Journal of Orthopsychiatry, 57(3), 316–331.

Ryan, R. M., Deci, E. L. (2000). Self-determination theory and the facilitation of intrinsic motivation, social development, and well-being. American Psychologist, 55(1), 68–78.

Salzberg, S. (2002). Lovingkindness: The Revolutionary Art of Happiness. Boston, MA: Shambhala.

Sauer, S., Andert, K., Kohls, N., Müller, G. F. (2011). Mindful leadership: Sind achtsame Führungskräfte leistungsfähigere Führungskräfte? Gruppendynamische Organisationsberatung, 42, 339–349.

Schaubroeck, J., Ganster, D. C., Sime, W. E., Ditman, D. (1993). A field experiment testing supervisory role clarification. Personnel Psychology, 46(1), 1–25.

Schmitt, M., Dörfel, M. (1999). Procedural injustice at work, justice sensitivity, job satisfaction and psychosomatic well-being. European Journal of Social Psychology, 29(4), 443–453.

Schneider, T. R., Rench, T. A., Lyons, J. B., Riffle, R. R. (2012). The Influence of Neuroticism, Extraversion and Openness on Stress Responses. Stress and Health, 28(2), 102–110.

Schor, J. (1993). The overworked American: The unexpected decline of leisure. New York: Basic Books.

Schulz von Thun, F. (1981). Miteinander Reden: Störungen und Klärungen. Allgemeine Psychologie der Kommunikation. Reinbek: rororo.

Seligman, M. E. (2003). Positive psychology: Fundamental assumptions. Psychologist, 16(3), 126–127.

Seligman, M. E. P., Steen, T. A., Park, N., Peterson, C. (2005). Positive psychology progress - Empirical validation of interventions. American Psychologist, 60(5), 410–421.

Seltzer, L. J., Ziegler, T. E., Pollak, S. D. (2010). Social vocalizations can release oxytocin in humans. Proceedings of the Royal Society B-Biological Sciences, 277(1694), 2661–2666.

Selye, H. (1956). The stress of life. New York: Mc Graw-Hill.

Senge, P. M. (2011). Die fünfte Disziplin: Kunst und Praxis der lernenden Organisation. Stuttgart: Schäffer-Poeschel.

Shah, R., Chandrasekaran, A., Linderman, K. (2008). In pursuit of implementation patterns: the context of Lean and Six Sigma. International Journal of Production Research, 46(23), 6679–6699.

Shah, R., Ward, P. T. (2003). Lean manufacturing: context, practice bundles, and performance. Journal of Operations Management, 21(2), 129–149.

Shirom, A., Westman, M., Melamed, S. (1999). The effects of pay systems on blue-collar employees' emotional distress: The mediating effects of objective and subjective work monotony. Human Relations, 52(8), 1077–1097.

Siegel, P. A., Post, C., Brockner, J., Fishman, A. Y., Garden, C. (2005). The moderating influence of procedural fairness on the relationship between work-life conflict and organizational commitment. Journal of Applied Psychology, 90(1), 13–24.

Siegrist, J. (1996). Soziale Krisen und Gesundheit: eine Theorie der Gesundheitsförderung am Beispiel von Herz-Kreislauf-Risiken im Erwerbsleben. Göttingen: Hogrefe, Verlag für Psychologie.

Siegrist, J. (2013). Berufliche Gratifikationskrisen und depressive Störungen. Der Nervenarzt, 84(1), 33–37.

Siegrist, J., Peter, R., Junge, A., Cremer, P., Seidel, D. (1990). Low status control, high effort at work and ischemic heart disease: prospective evidence from blue-collar men. Social Science & Medicine, 31(10), 1127–1134.

Siegrist, J., Rödel, A. (2006). Work stress and health risk behavior. Scandinavian journal of work, environment & health, 32(6), 473–481.

Siemsen, E., Roth, A. V., Balasubramanian, S., Anand, G. (2009). The Influence of Psychological Safety and Confidence in Knowledge on Employee Knowledge Sharing. M&Som-Manufacturing & Service Operations Management, 11(3), 429–447.

Skarlicki, D. P., Folger, R. (1997). Retaliation in the workplace: The roles of distributive, procedural, and interactional justice. Journal of Applied Psychology, 82(3), 434–443.

Smith, P. C., Kendall, L. M., Hulin, C. L. (1969). The measurement of satisfaction in work and retirement: A strategy for the study of attitudes.

Snyder, C. R. (2002). Hope theory: Rainbows in the mind. Psychological Inquiry, 13(4), 249–275.

Sparr, J. L., Sonnentag, S. (2008). Fairness perceptions of supervisor feedback, LMX, and employee well-being at work. European Journal of Work and Organizational Psychology, 17(2), 198–225.

Spector, P. E. (1997). Job satisfaction: Application, assessment, causes, and consequences (Vol. 3): Sage.

Spencer, J. C., Strong, B. (2010). Who has innovative ideas? Employees. Retrieved 18.12. 2013

Spreitzer, G., Porath, C. L., Gibson, C. B. (2012). Toward human sustainability: How to enable more thriving at work. Organizational Dynamics, 41(2), 155–162.

Spreitzer, G., Sutcliffe, K., Dutton, J., Sonenshein, S., Grant, A. M. (2005). A socially embedded model of thriving at work. Organization Science, 16(5), 537–549.

Stansfeld, S., Candy, B. (2006). Psychosocial work environment and mental health – a meta-analytic review. Scandinavian Journal of Work Environment & Health, 32(6), 443–462.

Steinmueller, W. E. (2000). Will new information and communication technologies improve the'codification'of knowledge? Industrial and corporate change, 9(2), 361–376.

Stocker, D., Jacobshagen, N., Semmer, N. K., Annen, H. (2010). Appreciation at Work in the Swiss Armed Forces. Swiss Journal of Psychology, 69(2), 117–124.

Sullivan, S. E., Bhagat, R. S. (1992). Organizational stress, job satisfaction and job performance: where do we go from here? Journal of Management, 18(2), 353–374.

Tan, C.-M. (2012). Search inside yourself- das etwas andere Glücks-Coaching. München: Arkana.

Tatikonda, M. V., Rosenthal, S. R. (2000). Successful execution of product development projects: Balancing firmness and flexibility in the innovation process. Journal of Operations Management, 18(4), 401–425.

Taylor, S. E., Klein, L. C., Lewis, B. P., Gruenewald, T. L., Gurung, R. A. R., Updegraff, J. A. (2000). Biobehavioral responses to stress in females: Tend-and-befriend, not fight-or-flight. Psychological Review, 107(3), 411–429.

Teece, D. J., Pisano, G., Shuen, A. (1997). Dynamic capabilities and strategic management. Strategic Management Journal, 18(7), 509–533.

Theorell, T., Orth-Gomer, K., Eneroth, P. (1990). Slowreacting immunoglobin in relation to social support and changes in job strain: A preliminary note. Psychosomatic Medicine, 52 (511–516).

Thompson, J., Ressler, C. (2013). Why Managing Sucks and how to Fix it: A Results-only Guide to Taking Control of Work, Not People: John Wiley & Sons.

Todd, J. J., Marois, R. (2004). Capacity limit of visual short-term memory in human posterior parietal cortex. Nature, 428(6984), 751–754.

Uvnas-Moberg, K. (1998). Oxytocin may mediate the benefits of positive social interaction and emotions. Psychoneuroendocrinology, 23(8), 819–835.

Valentine, L., Feinauer, L. L. (1993). Resilience factors associated with female survivors of childhood sexual abuse. American Journal of Family Therapy, 21(3), 216–224.

Van den Broeck, A., Vansteenkiste, M., De Witte, H., Soenens, B., Lens, W. (2010). Capturing autonomy, competence, and relatedness at work: Construction and initial validation of the Work-related Basic Need Satisfaction scale. Journal of Occupational and Organizational Psychology, 83(4), 981–1002.

Vilhelmson, B., Thulin, E. (2001). Is regular work at fixed places fading away? The development of ICT-based and travel-based modes of work in Sweden. Environment and Planning A, 33(6), 1015–1029.

Vollebergh, W. A. M., Iedema, J., Bijl, R. V., de Graaf, R., Smit, F., Ormel, J. (2001). The structure and stability of common mental disorders - The NEMESIS Study. Archives of General Psychiatry, 58(6), 597–603.

von dem Knesebeck, O., Grosse Frie, K., Klein, J., Blum, K., Siegrist, J. (2009). Psychosoziale Arbeitsbelastungen, Patientenversorgung und betriebliche Gesundheitsförderung im Krankenhaus: Eine Befragung von Ärzten und Krankenhäusern. from http://www.forum-gesundheitspolitik.de/dossier/PDF/AbschlussberichtTeileIbisIII04032009.pdf

Waldman, D. A., Carmeli, A., Halevi, M. Y. (2011). Beyond the red tape: How victims of terrorism perceive and react to organizational responses to their suffering. Journal of Organizational Behavior, 32(7), 938–954.

Wang, S., Zhang, X., Martocchio, J. (2011). Thinking Outside of the Box When the Box Is Missing: Role Ambiguity and Its Linkage to Creativity. Creativity Research Journal, 23(3), 211–221.

Watzlawick, P., Beavin, J. H., Jackson, D. D. (1969). Menschliche Kommunikation – Formen, Störungen, Paradoxien. Bern: Huber.

Whitener, E. M. (1997). The impact of human resource activities on employee trust. Human Resource Management Review, 7(4), 389–404.

Wood, C. (2001). Dealing with tech rage. MacLean's, 114, 41–42.

Wright, T. A., Staw, B. M. (1999). Affect and favorable work outcomes: two longitudinal tests of the happy-productive worker thesis. Journal of Organizational Behavior, 20(1), 1–23.

Wrzesniewski, A., McCauley, C., Rozin, P., Schwartz, B. (1997). Jobs, careers, and callings: People's relations to their work. Journal of Research in Personality, 31(1), 21–33.

Xie, J. L., Johns, G. (1995). Job Scope and Stress: Can Job Scope Be Too High? Academy of Management Journal, 38(5), 1288–1309.

Yiend, J. (2010). The effects of emotion on attention: A review of attentional processing of emotional information. Cognition & Emotion, 24(1), 3–47.

Yukl, G. (2006). Leadship in organiazstions. Upper Saddle River, NJ: Pearson/Prentice Hall.

Zapf, D. (2002). Emotion Work and Psychological Well-being. A Review of the Literature and some Conceptual Considerations. Human Resource Management Review, 12, 237–268.

Zapf, D., Dormann, C., Frese, M. (1996). Longitudinal studies in organizational stress research: a review of the literature with reference to methodological issues. Journal of Occupational Health Psychology, 1(2), 145.

Zwetsloot, G., Leka, S., Jain, A. (2008). Corporate social responsibility & psychosocial risk management. In S. Leka, T. Cox (Eds.), The European Framework for Psychosocial Risk Managment: PRIMA-EF. Nottingham: Institute of Work, Health & Organisations.

Sachwortverzeichnis

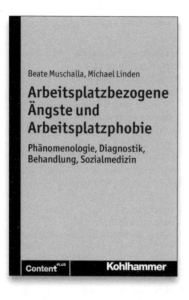
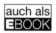